ASSOCIATION FRANÇAISE DE CHIRURGIE

22ᵉ CONGRÈS FRANÇAIS DE CHIRURGIE

2 AU 9 OCTOBRE 1909

A PARIS

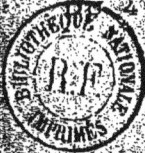

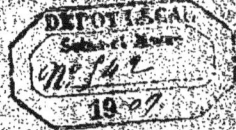

RAPPORT

SUR LA QUESTION MISE A L'ORDRE DU JOUR

DES

SOINS ANTÉ ET POSTOPÉRATOIRES

EN CHIRURGIE ABDOMINALE

PAR

Th. TUFFIER   et   G. de ROUVILLE

Professeur à la Faculté de médecine   Professeur adjoint à la Faculté de médecine
de Paris   de Montpellier
Chirurgien de l'hôpital Beaujon   Chirurgien de la clinique gynécologique

PARIS (VIIᵉ)

SECRÉTARIAT DE L'ASSOCIATION

68, RUE DE BELLECHASSE, 68

1909

DES SOINS ANTÉ- ET POSTOPÉRATOIRES

EN CHIRURGIE ABDOMINALE

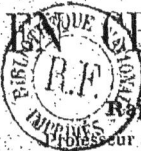

Rapport de M. Th. TUFFIER, de Paris,

Professeur agrégé à la Faculté de médecine, Chirurgien de Beaujon,

Et de G. de ROUVILLE,

Professeur adjoint à la Faculté de médecine de Montpellier.

I. — PRÉAMBULE.

C'est un véritable catéchisme édicté en 25 pages, qu'il nous faudrait écrire ici si nous voulions prendre à la lettre le titre de ce rapport et les exigences des règlements. Persuadés que vos réelles préoccupations, votre seule pensée et votre vrai but étaient de nous faire mettre en lumière cette vérité qu'en matière de chirurgie pour opération abdominale, le traitement *préventif* est tout-puissant, vous nous permettrez de n'indiquer que dans leurs grandes lignes les scènes chirurgicales bien connues pour creuser et fouiller davantage les parties discutables et susceptibles des perfectionnements que chacun de vous ne manquera pas d'y apporter.

Qu'il s'agisse de soins pré- ou postopératoires, l'idée directrice du chirurgien et tous ses efforts nous semblent devoir converger vers un même but : *ramener l'opéré aux conditions les plus voisines de la physiologie normale.* D'ailleurs n'est-ce pas cette même pensée qui préside à toute la chirurgie même opératoire? Or l'opération jette dans le métabolisme cellulaire une double perturbation provoquée : par l'*anesthésie* — et par l'*acte opératoire*. La première est commune à toutes les interventions; — la seconde est éminemment variable suivant la région, l'organe, le système anatomique opéré. Tous les organes sont mis à contribution, tous sont atteints, tous doivent donner un maximum de travail pour récupérer l'intégrité de l'organisme. Le système nerveux central est touché par l'effet moral de l'intervention et

1

par l'intoxication anesthésique, le cœur et les vaisseaux par la perte sanguine et les troubles de l'hypertension, l'arbre respiratoire voit sa ventilation et sa circulation troublées; le tube digestif et le foie sont altérés au plus haut degré par le chloroforme, le rein est le siège d'un travail excessif de dépuration témoin d'une perturbation considérable dans les échanges cellulaires. C'est à préparer la résistance d'un malade, c'est à diminuer le nombre et l'intensité de ces processus pathologiques, c'est à faciliter leur réparation que consistent les soins pré- et postopératoires.

II. — Soins préopératoires.

L'opérateur, l'opéré et le milieu, tels sont les acteurs et la scène qui peuvent influencer l'issue d'une laparotomie.

La nocivité de l'opérateur et du milieu peut être mathématiquement réduite au minimum (toute qualité opératoire étant supposée égale d'ailleurs, ce qui ne peut être que théorique). Les travaux modernes ont surtout porté sur leur asepsie et nous sommes arrivés à un degré très avancé de perfection là comme dans toute question mécanique. La prévention de l'infection est à coup sûr le pouvoir presque illimité de la chirurgie moderne.

1° J'envisage sous le même vocable « opérateur » le chirurgien, ses aides et son matériel. Là encore la prévention de la septicémie doit être la note dominante bien au delà de la destruction des germes. S'abstenir de tout contact septique est une vérité chirurgicale tombée dans le domaine public, les mains du chirurgien ayant été pendant nombre d'années le facteur souvent univoque de bien des désastres. Les gants de caoutchouc mis où tout contact est particulièrement virulent, dès notre entrée dans notre service, et leur port pendant toute sa durée, quelle que soit la nature des manœuvres que nous devons pratiquer; les mêmes précautions pour toute espèce de toucher, pharyngien, vaginal ou ano-rectal, constituent une précaution élémentaire et qui fait réellement partie des soins préopératoires, à longue distance si vous voulez, mais du plus haut intérêt.

L'asepsie préopératoire directe comprend deux méthodes : l'une ancienne plus longue, — l'autre toute nouvelle, du moins dans ses généralisations, que j'appellerai immédiate. La première consiste dans le brossage et le savonnage, la seconde dans l'application de la teinture d'iode; c'est surtout à l'opéré que s'adresse cette dernière; nous vous la décrirons donc à ce chapitre.

Les mains du chirurgien ont un épiderme indemne de toute infection, elles sont d'abord savonnées (la teneur du savon aseptique m'importe peu) [1], l'eau est chaude et rigoureusement stérile, une brosse moyennement dure, un cure-ongles, le tout stérile, et dix minutes de nettoyage méthodique suffisent à un bon décapage, dont le Toux de Vannes, habitué à des aides bretons, appréciait ingénieusement le degré : les mains de ses aides étaient tachées d'encre et séchées; par un savonnage efficace toute trace noire devait avoir disparu. Passées à l'alcool à 90°, les mains sont essorées et introduites parfaitement sèches dans des gants [2] de caoutchouc mince stérilisés, — les avant-bras protégés par des gaines de fil, le tout mis au moment même où l'opération va commencer.

Enfin un vêtement stérilisé, mis dans les mêmes conditions, constituent toute notre prévention.

Le port d'un *masque protecteur* contre les microbes, provenant de la bouche et des fosses nasales de l'opérateur et de ses assistants, paraît *a priori* une bonne précaution et une longue série d'expériences dues à Flügge, reprises et contrôlées par plusieurs expérimentateurs tant en France qu'à l'étranger, établissent la possibilité de cette infection. Mais de cette série d'expériences il semble ressortir que si le masque réalise une certaine filtration, cette filtration est expérimentalement très incomplète. Est-elle suffisante en clinique? Aucun document ne nous permet de l'établir et la statistique de Berger, qui porte sur 60 hernies opérées avec masque, ne nous paraît pas présenter à cet égard une valeur bien considérable. D'ailleurs nos succès opératoires sont si constants sans son emploi que nous ne croyons pas devoir systématiser son usage, sauf dans les cas particuliers où l'opérateur serait atteint de rhinite ou de pharyngite.

Nos *instruments et notre matériel de pansement* sont stérilisés ensemble à l'autoclave; nous pouvons en garantir l'efficacité et

---

1. Nous obtenons le savon dont nous nous servons dans notre service en faisant fondre 3 kil. de savon de Marseille dans 1 kil. de glycérine et en chauffant jusqu'à l'ébullition. Nous étendons la pâte ainsi obtenue sur un plateau stérile et nous divisons après refroidissement. Chaque pain ainsi obtenu est enveloppé dans une compresse aseptique.

2. Pour la stérilisation nos gants de caoutchouc sont lavés, essuyés avec une compresse de toile, saupoudrés de talc, enveloppés dans une compresse et enfermés dans une boîte que nous laissons dans l'autoclave pendant 1 heure à 100°.

l'innocuité[1]. Nous insistons sur ce fait, car on a prétendu que ce mode de stérilisation altérait le nickelage; l'un de nous fait à Beaujon une moyenne de 12 grandes opérations par semaine et ses internes en font 8. Or, malgré ce régime plutôt sévère, les boîtes et les instruments résistent à tel point que (en dehors des bistouris dont le tranchant s'altère là comme ailleurs) nos réparations pour nickelage seul ne vont pas à 10 instruments par an. Fils et aiguilles sont soumis au même autoclave. Les catguts sont stérilisés à la Tyndall, et conservés dans l'eau alcoolisée; leur souplesse et leur stérilisation sont absolues. Nous en avons les preuves deux ou trois fois par an par un contrôle de notre laboratoire, contrôle qui se répète pour les instruments et les accessoires.

2° Le *milieu* doit être envisagé suivant la pratique *hospitalière, urbaine* ou *rurale*. Sans doute sa stérilisation est utile, mais quelles que soient nos efforts elle ne peut être que partielle, que *cliniquement suffisante*; c'est donc là une tendance à une perfection irréalisable que nous avons à exposer. Nous avons publié à la Société de Chirurgie les résultats de nos expériences sur les poussières dans les salles d'opérations. Elles étaient confirmatives de tout ce qui a été écrit sur ce sujet, à savoir, que le nombre des colonies microbiennes est proportionnel à la durée des interventions, au mouvement et au nombre des assistants. La vapeur d'eau surchauffée injectée avant l'opération et saturant l'air est le meilleur moyen facilement applicable à l'hôpital et en ville.

La pratique rurale s'en passe et nous savons depuis longtemps avec raison.

Tout cela en chirurgie abdominale est moins capital qu'en chirurgie osseuse, ou articulaire, et surtout en chirurgie post-traumatique.

3° Les soins à donner au milieu et à prendre par l'opérateur constituent la partie facile, comme presque banale de notre exposé; il en est tout autrement des soins préopératoires de *l'opéré*. C'est de ce côté que tendent toutes les recherches actuelles, et c'est de ce côté qu'est encore la pierre d'achoppement et la source de tous les dangers; la complexité des problèmes à résoudre explique les difficultés d'en extraire les inconnues. Asepsie, *résistance maxima*, par maintien de l'*index*

---

1. Nous nous servons systématiquement de tubes témoins à l'acide benzoïque ou à l'acide phtalique dont la fusion, se faisant à 120° ou 150°, nous garantit contre toute stérilisation imparfaite.

physiologique normal ou aussi près que possible de la normale, — telles sont les deux objectifs. Vers l'un et l'autre, nous n'aurons que des tendances à apporter et peu ou pas de certitude. Les faits sont d'ailleurs disparates suivant qu'une laparotomie s'adresse à un sujet sain ou infecté, à un enfant ou à un vieillard.

Regardé théoriquement et sous un angle purement et simplement opératoire, *le malade*, au point de vue de l'asepsie, se compose de deux parties, l'une cliniquement aseptique ou aseptisable, l'autre réfractaire. Une laparotomie est et reste aseptique tant qu'elle s'adresse à des organes non infectés; mais dès que nous ouvrons une cavité naturelle, la question change, et pendant toute sa durée l'intervention reste problématiquement aseptique. Elle peut l'être cliniquement, mais non pas bactériologiquement.

III. — Soins locaux.

a) Méthode lente. Après un bain, et le rasage de la région, un savonnage à l'eau chaude de cinq minutes de la région à opérer *la veille de l'opération*, puis l'application d'une compresse aseptique sèche, épaisse, bien maintenue en place. — *Immédiatement avant* l'opération, un savonnage aseptique à la brosse, pendant cinq minutes, puis lavage à l'alcool, et enfin dans la salle même d'opération le nettoyage à l'alcool, à l'éther et l'essorage parfait de toute la région sont nos seules précautions. Quand l'ombilic est profond, nous versons quelques gouttes de teinture d'iode dans l'intérieur. S'il existe quelques excoriations de la peau, nous agissons de même. Ce lavage est effectué avec des mains gantées (savon, brosse et gants stériles, le tout formant un paquet remis à l'aide chargé de ce soin). Nous insistons sur l'*ordre* de chacun de ces temps, car trop souvent encore nous voyons baigner un malade la veille de l'opération avant de le raser.

Le revêtement cutané reste infecté, malgré tous nos efforts, *quand il a longtemps macéré dans la suppuration*; c'est ce qui arrive pour l'épiderme au voisinage d'une plaie suppurante depuis longtemps. Dans ces cas, vous n'obtenez pas de désinfection suffisante; il vous faut donc ou redoubler de précautions ou n'opérer dans ces régions que plusieurs semaines après cicatrisation complète de la plaie.

b) La méthode *rapide* inaugurée par *Grossich de Fiume* pour la petite chirurgie d'urgence, puis généralisée à toutes les opérations de laparotomie avec ou sans urgence, est du plus haut intérêt (Routier, Walther). Elle consiste en deux badigeonnages iodés sans lavage préalable faits à quelques minutes d'intervalle.

Chassevent préfère le chloroforme iodé à la solution alcoolique.

C'est en somme revenir à la méthode antiseptique et aux idées de Lucas-Championnière. Nous manions depuis toujours et à large main la teinture d'iode que nous regardons comme le meilleur des antiseptiques, mais notre expérience n'est pas suffisante pour trancher la question entre ces deux méthodes. C'est un point que nous serions heureux de vous voir élucider en tenant essentiellement compte de ce fait qu'il est nécessaire d'apporter de longues séries d'observations avant de tirer des conclusions, et nous vous rappelons qu'un grand chirurgien anglais, avec du savon et de l'eau de la Tamise, déclarait n'avoir jamais d'insuccès.

L'innocuité du tégument externe paraît donc un fait acquis et nous n'avons que le choix des moyens.

L'*évacuation de la vessie* est un soin élémentaire ; nous faisons toujours uriner spontanément les malades, quitte à nous assurer par le toucher que la vessie est bien vide ; le cathétérisme, avec toutes les précautions requises, n'est pas à l'abri de l'infection vésicale. C'est le seul soin préopératoire local ou régional des laparotomies aseptiques.

Mais si vous devez ouvrir une cavité naturelle ou si vous devez intervenir sur un foyer *septique abordable*, la question est plus complexe. Dans ces cas, rendre inoffensive la région septique s'impose et pour cela la thermocautérisation, la destruction par l'air chaud (Quénu), le curettage des foyers, constituent autant de moyens efficaces.

En gynécologie, l'*ouverture du vagin* est un gros danger de septicémie dont la cause est due, pour nous, au mode insuffisant de désinfection. Une injection vaginale ne peut enlever qu'une infime quantité des produits septiques et des microbes cachés dans les replis vaginaux. Aussi le déplissement vaginal est-il pour nous une des nécessités de cette asepsie. Il faut donc *distendre largement* la cavité vaginale en la bourrant de tampons trempés dans une solution de permanganate au 1/5 000 ou de formol à 2 p. 100 et bien exprimés de façon qu'ils puissent absorber encore. Après douze heures vous supprimez ce premier pansement et vous le remplacez par un second identique ; on arrive ainsi non pas à l'absence, mais à un minimum de germes nocifs.

IV. — Soins généraux.

Conditions normales habituelles.

Un malade doit subir une *intervention aseptique ne touchant pas le tube digestif* ou ses annexes, rien dans son passé pathologique n'indique une lésion, quelle qu'elle soit, d'un viscère quelconque, s'il s'agit d'une femme, elle est à dix jours de son époque menstruelle. Un nettoyage soigneux des dents et de la bouche, une analyse d'urine et un purgatif sont les seuls soins préopératoires que nous prenions. Les résultats de l'analyse sont négatifs : ni sucre, ni albumine, rapport azoturique à peu près normal. Peut-être vaudrait-il mieux aller plus loin dans nos recherches, mais pratiquement nous nous en tenons là.

Le *purgatif* a le double but de débarrasser l'intestin, de faire sécréter ses émonctions et de permettre pendant les deux ou trois jours suivants de le laisser au repos pour ne pas mobiliser l'opéré. *Quand doit-on administrer ce purgatif?* On choisit la veille de l'opération. Il est beaucoup plus logique de le donner deux jours avant, car le purgatif agit en somme en déterminant une *entérite toxique* passagère. La déshydratation provoquée par la spoliation aqueuse du médicament trouble les échanges cellulaires et modifie notablement la formule sanguine. Mieux vaut que cette intoxication et ses troubles physiologiques soient complètement terminés au moment de l'opération.

Un purgatif l'avant-veille, un lavement le soir qui précède l'intervention nous paraissent la formule à adopter.

La *nature du purgatif et sa dose* sont éminemment variables suivant la tolérance individuelle. Tel malade à qui vous prescrivez deux verres d'eau de Montmirail vous répondra qu'un verre à bordeaux lui suffit, alors qu'un autre auquel vous ordonnez un verre à bordeaux d'eau d'Hunyadi-Janos vous dira que deux grands verres lui sont une dose minima. En général un purgatif salin à dose modérée est nécessaire, il agit efficacement sur les glandes accessoires du tube digestif, mais il ne doit pas provoquer une spoliation aqueuse trop considérable. Le lendemain le malade prendra une alimentation légère, de préférence hydrocarbonée et lactée, des boissons abondantes, — et douze heures avant l'intervention nous le laissons à jeun, — n'ayant vu aucun avantage sérieux aux lavements ou aux injections aqueuses préventives des vomissements ou de la soif préopératoire. Là encore votre opinion lèvera peut-être nos doutes.

Nous venons d'envisager le cas simple; mais si le malade est un *constipé opiniâtre* et si l'intervention doit s'adresser au *tube digestif*, il doit être l'objet de soins plus minutieux. Dans le premier cas, c'est à l'huile de ricin à doses répétées pendant 2 ou 3 jours que nous nous adressons, à l'exclusion de tout autre purgatif. Si l'opération porte sur l'estomac, l'intestin, le foie, le rein, nous verrons que les soins préopératoires sont plus complexes, de première importance et très discutés.

États pathologiques nécessitant des soins préopératoires spéciaux.

Terreur opératoire et choc. — Ces deux états sont bien différents, mais constituent tous deux des dangers auxquels nous devons nous soustraire. La *crainte de l'opération* est générale et tous les moyens de capter la confiance de nos opérés font partie de la morale chirurgicale à laquelle nous devons une obéissance absolue. J'accepte qu'elle est souvent théorique, il suffit cependant d'avoir passé soi-même, ou même pour l'un des siens particulièrement cher, sous les fourches caudines d'une opération pour savoir quel prix nous devons attacher au réconfort préopératoire. Cette crainte peut se transformer en *terreur*. L'un de nous a vu deux fois cette *terreur* aller jusqu'au délire et rester rebelle à toute tentative de rassérènement; dans deux cas de ce genre nous avons remis l'intervention à des temps meilleurs. Ces états de nervosisme créent des dangers pendant l'anesthésie et tous nos devanciers ont fait cette juste remarque.

Ne pas prévenir les enfants est une précaution élémentaire; ne prendre une décision opératoire et ne l'annoncer au patient que le plus tard possible, est une loi d'humanité qui s'impose; — nous répétons volontiers à nos élèves : « Soyez prudents, temporisez pour le choix de vos décisions, mais soyez rapides dans leur exécution ». Le malade qui attend une opération est souvent dans un cruel état moral, ses nuits sont sans sommeil, et ses rêves ne sont certainement pas dorés. Nous demandons qu'on ait pour les opérés un peu de cette pitié que l'humanité accorde aux condamnés.

Le *choc* n'est pas de cause univoque septicémique. Il suit de trop près les grands traumatismes par écrasement et sans absorption septique, voire sans solution de continuité de la peau; nous avons vu des accidents de chemin de fer, des broiements de membre où la septicémie n'était pas en jeu. Notre pratique depuis toujours est alors l'abstention immédiate et la mise en œuvre de moyens médicaux jusqu'au retour à des conditions acceptables. L'immobilité, la chaleur locale maintenue par l'enveloppement dans l'ouate chaude, l'injection de 1 centigramme de morphine pour calmer la douleur, l'alcool à l'intérieur, l'injection de 2 centigrammes d'huile camphrée s'imposent immédiatement. Deux éventualités sont alors à envisager.

Si l'intervention peut être *différée* de quelques heures, les injections sous-cutanées de sérum physiologique à la dose de 200 grammes, répétées toutes les quatre heures, et d'huile camphrée toutes les trois heures, nous ont rendu des services supérieurs à ceux que donnent le sérum glycosé, la spartéine et la strychnine ou l'adrénaline.

Si l'intervention doit être *immédiate*, l'injection lente intra-veineuse de sérum physiologique tiède devant atteindre 100 grammes environ par cinq minutes était notre méthode de choix. Nous lui substituerons actuellement la transfusion directe d'un sang non hémolytique, surtout si le choc a été accompagné d'hémorragie abondante. Quand on a vu la pâleur cadavérique d'un sujet faire place séance tenante à la coloration rose presque normale, et le bien-être qui suit cette transfusion, il ne peut rester de doute sur sa supériorité. Cette pratique n'étant pas encore d'emploi courant, vous nous permettrez d'y insister. L'un de nous s'est particulièrement occupé des anastomoses vasculaires expérimentales et cliniques, et a répété la pratique de Crile et la technique de Carrel; nous pouvons donc avoir une opinion à cet égard. La transfusion directe nécessite un « donor » qui prête son artère radiale et son sang, une asepsie rigoureuse, la recherche immédiate du pouvoir hémolytique et son résultat négatif; une canule de verre d'environ 3 millimètres de diamètre, munie de deux rétrécissements, bouillie et maintenue dans la vaseline liquide, et le matériel d'une ligature avec quatre pinces à pression vasculaire de laboratoire constituent tout le matériel. Le « donor » et le « recipiens » sont placés de façon que l'avant-bras gauche du « donor » s'applique sur l'avant-bras droit du « recipiens ». Une piqûre de stovaïne suffit à anesthésier six centimètres de la région de la radiale du donor et de la veine la plus saillante du recipiens — les deux vaisseaux découverts, — une des extrémités de la canule de verre est placée dans le bout central de la veine du recipiens et l'autre extrémité dans le bout central de la radiale du donor[1], et sont liées chacune avec du catgut au niveau de l'étranglement de la

1. La canule doit rester enduite de vaseline liquide; pour éviter toute coagulation, une pince de laboratoire a été placée sur le bout central de l'artère au-dessus du point où elle sera incisée, — de même sur le bout périphérique de la veine en amont de sa future incision.

canule. Dès que les pinces à pression sont enlevées, on voit le sang artériel passer dans la canule, gonfler les veines qui battent et le sujet se colorer et se ranimer en quelques minutes. Le temps pendant lequel la transfusion aura lieu est variable pour un enfant et pour un adulte.

Nous donnons cette technique, qui par expérience nous paraît plus simple que la suture des deux vaisseaux à la Carrel. Nous avons une assez grande habitude de cette suture; elle demande beaucoup plus de temps, d'habileté ou d'habitude et un matériel d'aiguilles et de fils bien plus compliqué, et elle est parfaitement inutile pour un maintien de rapports vasculaires de quelques minutes.

Donc attendre, quand on le peut, que *le pouls et la température se relèvent* et que l'état général soit en état de moindre dépression, telle est notre conduite dans ces cas de choc, et nous n'hésitons pas à retarder l'opération d'un, deux ou trois jours, si les lésions le permettent. C'est dans ces mêmes cas que le *choix d'un anesthésique* se pose et l'anesthésie locale ou rachidienne, l'éthérisation, sauf complication pulmonaire, et enfin le chloroforme nous semblent indiqués par ordre croissant de nocivité. Sans doute certains cas restent au-dessus de tous nos moyens et ils sont d'autant plus suggestifs qu'ils paraissent plus bénins. Un homme entre dans notre service, porteur d'une hernie inguinale étranglée depuis quarante-huit heures. Il était venu à pied quelques heures avant notre examen — mais le faciès est violacé, les extrémités froides, le pouls fait défaut, — et cependant la respiration est ample, l'intelligence et la parole parfaites. Sérum, huile camphrée sont administrés sans que rien ne se modifie dans son état général, il est opéré sous simple anesthésie *locale* à l'éther, l'opération est menée vite et bien par mon collègue Dujarier et le malade succombe pendant les sutures cutanées.

Les *anémies aiguës*, surtout celles qui résultent d'un accouchement ou d'une perte par fibrome, comportent un pronostic moins grave que nous ne le croyions autrefois[1]. Elles nécessitent une opération prestement menée et une hémostase instantanée. Un traitement préopératoire à longue portée, le sérum artificiel et peut-être la transfusion trouveront là de précieuses indications. Pour notre part, le matin même de l'interven-

---

1. Voyez *Tuffier*, Valeur séméiologique de l'examen du sang en chirurgie, Rapport au Congrès français de chirurgie, 1905. *Tuffier et Manté*, Valeur de la recherche de l'indice de réfraction du sérum sanguin en chirurgie. *Acad. de Médecine*, Rapport de François Franck, 1909.

tion, nous faisons injecter 500 grammes de sérum physiologique.

Les *anémies chroniques* par perte de sang répétées et les *cachexies tuberculeuses et cancéreuses* nous donnent de nombreux échecs. Les premières sont justiciables des mêmes soins, des mêmes recherches du degré de résistance que les anémies aiguës. Les différences thérapeutiques portent sur la durée plus étendue des moyens à employer, sur les doses moins considérables de sérum, et sur l'emploi judicieux des moyens hémostatiques. C'est surtout chez ces malades qu'il ne faudra opérer qu'après avoir examiné minutieusement chaque organe; c'est là que l'on pourra tirer parti des méthodes de laboratoire et notamment de la recherche de l'indice de réfraction du sérum sanguin.

A l'autre extrémité de ces états pathologiques, l'*obésité* joue un si grand rôle dans nos préoccupations opératoires qu'elle peut devenir une *contre-indication* dans les cas dont l'urgence n'est pas absolue, une *détermination* dans notre choix du mode opératoire (nous faire prendre la voie vaginale au lieu de la voie abdominale) ou même une *élection* dans notre mode d'anesthésie. De toutes façons il faut se défier des obèses. Pour notre part nous n'opérons jamais une de ces grosses femmes atteintes de prolapsus, de fibromes ou de hernies ombilicales, sans les avoir soumises à une *cure d'amaigrissement*. Il nous arrive à chaque instant de répondre à une demande d'opération par une ordonnance avec prière de repasser quand on aura maigri de 10 ou de 20 kilogrammes. Les difficultés de technique, les dangers d'hémostase consécutive par glissement des fils graissés pendant l'opération, les appréhensions de congestion pulmonaire postopératoire ne sont pas nos seules préoccupations. Nous avons remarqué depuis vingt ans combien souvent les opérations plastiques, cure de hernie ombilicale, réduction opératoire de prolapsus, sont fréquemment suivies de récidive chez les obèses. L'hypertension intra-abdominale, la fluidité du tissu adipeux et son passage prépéritonéal à travers les très petites éraillures d'une cicatrice constituent le processus pathogénique de ces récidives. Nous préférons maintenant prévenir ces récidives par la cure d'amaigrissement.

La présence du *sucre* constitue une des conditions préopératoires des plus fâcheuses, car la glycosurie expose les opérés à deux ordres d'accidents également redoutables :

1° L'*infection septique grave*, que favorise la glycémie et dont la crainte doit nous faire redoubler de précautions au point de vue de l'asepsie, même dans les interventions en apparence les plus bénignes.;

2° Le *coma diabétique* postopératoire, dont la terminaison est le plus souvent fatale, et que nous ne pouvons même pas prévoir. Car si nous ne connaissons rien de sa pathogénie, l'expérience nous a appris qu'il peut survenir à la suite d'une simple incision ou de l'extirpation d'un cancer du sein chez un petit glycosurique soumis depuis longtemps à un régime approprié, et, au contraire, faire défaut à la suite d'une opération d'urgence, longue et compliquée, chez un glycosurique dont l'urine renferme de l'acétone. Quoi qu'il en soit, la fréquence de cette complication qui surviendrait chez environ 10 p. 100 des diabétiques opérés d'après une statistique d'Ervin Ruff (*Wiener klinische Wochenschrift*, 1905, p. 258) doit nous rendre très circonspects dans les indications opératoires chez ces malades. C'est surtout chez eux qu'il faudra éviter la déshydratation de l'organisme à l'aide des purgatifs.

Élevés à l'École de Verneuil, nous considérons cette glycosurie comme nécessitant des soins préopératoires basés sur un diagnostic précis. La simple constatation du sucre doit, sauf *urgence absolue*, nous faire différer toute intervention. La quantité de sucre a moins d'importance pronostique que sa façon d'être; le cortège qui l'accompagne et l'étude du malade permettront de juger de suite certains cas. Il s'agit d'un polyurique et polydipsique, déjà amaigri ou à tissus flasques, à sueurs faciles et abondantes, la quantité de sucre peut n'être pas considérable ou même avoir disparu, alors que des analyses antérieures en avaient révélé sa présence — refusez toute intervention même simple, — car le régime lacté et l'hygiène parfaite ne donnent guère à ces malades une résistance suffisante. Sans doute, vous citerez des malades qui ont guéri d'opération d'urgence dans ces conditions; combien vous en citerons-nous qui ont succombé à des interventions bénignes!

Si, au contraire, vous avez une *glycosurie avec un bon état général*, traitez-la et voyez si le sucre disparaît par les moyens appropriés. Dispensez-vous de toute déshydratation par les purgatifs salins. Dans ces cas vous pourrez intervenir, mais en sachant bien que votre malade est particulièrement sensible à la septicémie et aux accidents pulmonaires; agissez en conséquence.

Mais entre ces deux états de diabète et de glycosurie simple non rebelle, combien rencontrons-nous d'intermédiaires que nous ne pouvons classer et dans lesquels la thérapeutique préopératoire varie comme l'indication thérapeutique. Si nous osions proposer une classification d'attente, nous dirions :

Les opérations d'urgence doivent être tentées, mais par les moyens les plus rapides, et sous l'anesthésie la moins toxique;

Les opérations qui ne sont pas absolument nécessaires, comme une cure radicale de hernie, doivent être refusées;

Celles qui sont utiles, comme l'ablation d'un cancer sans grands délabrements, doivent être précédées d'un traitement qui jugera l'indication opératoire. Si le sucre diminue autour de quelques grammes, si l'état général est bon, si l'azoturie et son rapport sont voisins de la normale, une intervention pourra être tentée, sous le couvert de la plus rigoureuse asepsie, de la célérité opératoire la plus grande, et l'anesthésie la moins toxique. Malgré toutes ces précautions, il faudra être bien convaincu que le pronostic est plus grave que dans les conditions normales.

Examen des urines.

C'est, en effet, au rein qu'est le plus souvent le danger, et c'est là l'organe que vous devez interroger avant tout. Vous n'avez pas le droit d'opérer un malade sans être en possession de son examen d'urine *complet et bien fait*, et souvenez-vous que la simple recherche de l'albumine est toujours insuffisante, car sa présence n'indique pas forcément une lésion rénale capable de vous arrêter dans votre intervention, et par contre son absence concorde très bien avec un état rénal grave.

Sans parler des traces d'albumine dues simplement chez la femme à la présence de pertes blanches mélangées à l'urine, et qui ne sont qu'une erreur d'interprétation du pharmacien, la présence d'*albumine rénale vraie* peut être due justement à l'affection pour laquelle vous allez intervenir, albuminurie par compression causée par un fibrome, par exemple, ou albuminurie infectieuse due à une collection suppurée. Et vous commettriez une grossière erreur en n'intervenant pas dans des cas semblables, car, malgré la présence d'albumine, le rein peut fonctionner normalement, et vous ferez vous-même cesser l'albuminurie en supprimant la cause. Par contre, une néphrite atrophique très avancée, ou même à sa phase terminale, peut s'accompagner d'une quantité minime ou même nulle d'albumine.

Faix, dans sa thèse, rapporte l'histoire intéressante d'une albuminurie très bien étudiée qui non seulement permit l'intervention, mais qui guérit après cette intervention.

Par contre nous pouvons citer le fait suivant : Une jeune femme entre dans le service amenée par un ancien interne des plus distingués et des plus versés dans les études physicochimiques. Elle devait être opérée d'une appendicite à froid. Elle présentait dans ses urines une quantité infime d'albumine. L'opération se passe sans encombre. Le lendemain la quantité d'urine émise était de 50 grammes, le surlendemain la malade était anurique, la température était normale, l'abdomen souple, le cathétérisme négatif. L'état général étant franchement mauvais et l'anurie persistante je désunis la plaie craignant une toxhémie d'ordre opératoire. Il n'y avait pas trace de liquide d'infection ou même d'aspect spécial. Le cinquième jour la malade succombait, et l'autopsie montrait qu'il s'agissait d'une néphrite scléreuse très avancée ayant subi, du fait de l'opération, une poussée aiguë terminale. Cette femme avait eu cinq ans auparavant *une scarlatine.*

Hémophilie. — Voici un état pathologique dont on s'est particulièrement occupé dans ces derniers temps, et que nous avons nous-mêmes étudié pour tâcher de nous faire une opinion personnelle au milieu des exposés surtout théoriques qui ont été publiés.

Qu'il s'agisse d'hémophilie *sporadique* ou *familiale*, tous les traitements hémostatiques ont été employés soit comme curatif, soit comme préventif, avant une opération urgente chez un hémophile. La plupart d'ailleurs paraissent inefficaces. Les sels de chaux ont paru donner des résultats favorables à certains auteurs (Wright, Clifford, Perry, Sympson, Bryant, Wallis, Boggs, Paramore, Coë). Ces résultats sont loin d'être constants. Marcel Labbé n'a obtenu aucun résultat, et nous-mêmes, chez un malade qui, à la suite de l'ouverture d'un petit adénophlegmon, avait fait une hémorragie extrêmement abondante avec coagulation de 15 minutes (au lieu de 4 m. 30, chiffre normal dans les conditions où nous opérons), nous n'avons pu modifier en quoi que ce soit la coagulation ni avec le chlorure de calcium, ni avec le lactate. Les injections sous-cutanées de sérum artificiel gélatineux au titre de 4 à 5 p. 100, qui ont donné des succès à certains chirurgiens, notamment à Chaput, sont restées absolument inefficaces entre les mains d'autres auteurs, et nous-mêmes, chez 3 malades dont nous avons étudié la coagulation avant et après l'injection, nous n'avons constaté aucune modification.

Beaucoup plus efficaces paraissent les injections de sérum frais humain ou équin; surtout dans l'hémophilie sporadique, ce traitement a donné à P. E. Weill des modifications sanguines telles qu'une opération urgente (avulsion dentaire, abcès périnéphrétique) a pu être pratiquée sans hémorragie notable. Ce traitement peut être pratiqué aussi localement, directement sur la plaie qui saigne. Il ne donne pas d'ailleurs des résultats constants; nous l'avons vu échouer et déterminer une poussée aiguë très marquée dans un cas de purpura chronique, et sans augmenter la rapidité de coagulation.

En résumé, comme il n'existe pas de médicament spécifique de l'hémophilie, en face d'un hémophile qui saigne, ou dont l'état nécessite une opération urgente, nous devons multiplier les moyens thérapeutiques et user consciencieusement des sels de calcium et de la sérothérapie. Il ne faudra pas nous étonner outre mesure d'aboutir dans certains cas *à un échec*, car il existe certainement tout un groupe d'états hémorragiques, où la lésion n'est plus dans un *vice de coagulation*, mais dans un *trouble vasculaire*.

D'ailleurs l'hémophilie vraie est extrêmement rare. Mais il existe un grand nombre d'*états hémophiliques larvés* que le chirurgien a grand intérêt à démasquer, surtout lorsqu'il doit procéder à une opération dans laquelle, s'il se produisait une hémorragie secondaire, il serait impossible d'intervenir directement sur un vaisseau (abdomen fermé). Ces états hémophiliques atténués se rencontrent au cours de certaines *hépatites*, chez les cholémiques, dans des infections, même banales, enfin au cours d'*intoxications. C'est pourquoi toutes les interventions devraient être précédées d'un examen de la coagulation*; cet examen n'est d'ailleurs ni plus long ni plus compliqué qu'un examen d'urine. On aurait ainsi des renseignements non seulement sur la tendance aux hémorragies que présentent quelques sujets, mais encore sur la tendance qu'ont certains opérés (cachectiques, infectés, malades atteintes de fibromes) à la coagulation *intraveineuse spontanée, avec embolie mortelle terminale*, survenant dans les suites opératoires. Ces faits sont d'autant plus importants à connaître que certains auteurs, à la suite des travaux de Wright, ont pensé qu'il était possible de rendre au sang sa coagulation normale à l'aide de substances coagulantes (sels de calcium) ou anticoagulantes (acide citrique), et ainsi de prévoir et de prévenir l'apparition des hémorragies ou celle des thromboses ou des embolies. Les travaux de Wright ont été confirmés par un certain nombre d'auteurs, et récemment M. Chantemesse les a fait connaître en France, tout dernièrement Wolfgang Denk et Hallemain en ont fait une étude complète.

Cependant Addis, qui s'est proposé récemment de contrôler les résultats obtenus par Wright et ses élèves à l'aide de méthodes précises, est arrivé à des résultats absolument opposés, et conclut que le calcium et l'acide citrique ne peuvent en aucun cas diminuer ou augmenter le temps de coagulation. Les expériences rapportées par Addis sont très nombreuses, évidemment de nature à nous faire réfléchir sur les conclusions thérapeutiques tirées par Wright de sa théorie du métabolisme du calcium. Dans notre service de Beaujon, M. Saissi a repris la question en se servant de la technique de Wright légèrement modifiée et en tenant compte, comme Addis, de la *température*. Il a constaté que si, dans certains cas, il était possible, chez le sujet sain ou à coagulation avancée, de retarder légèrement la coagulation (1 à 2 minutes) à l'aide de l'acide citrique, ce retard n'était pas constant (environ 5 p. 100 des cas), et ne se maintenait pas après la suppression du médicament. Et sur 6 malades présentant un retard de coagulation variant de 1 à 13 minutes (la normale étant avec sa méthode de 4 min. 30), le lactate ou le chlorure de calcium, à la dose de 4 gr. par jour, n'ont en aucun cas avancé la coagulabilité.

Par conséquent, malgré l'action indiscutable des sels de calcium sur la coagulation *in vitro*, il semble prématuré d'admettre que nous ayons actuellement à notre disposition un moyen de remédier avec certitude aux troubles de la coagulation *in vivo*.

D'ailleurs, même dans le cas où la tendance hémorragique est due à une insuffisance calcique, il n'est pas prouvé qu'en introduisant du calcium par voie digestive nous soyons capable d'en fixer dans le sang en quantité suffisante pour le modifier. Nous ne savons rien ou presque du métabolisme du calcium, ni des conditions qui favorisent sa fixation dans l'organisme. La recherche du calcium ionisable dans le sang, par le procédé de Blair Bell dont nous avons essayé l'appareil dès son apparition, nous a paru une méthode sujette à toutes sortes d'erreurs.

Lésions cardiaques et pulmonaires.

Ausculter le cœur de nos opérés est un précepte qu'on ne peut oublier, car le malade ou sa famille nous le rappellerait, tant a pénétré dans le domaine public cette notion du danger des affections cardiaques. C'est l'anesthésique, chloroforme ou éther, qui serait passible des accidents. Il y a cependant une grosse exagération à croire que le cardiaque court un gros danger pendant une anesthésie bien faite. Sans doute il y a danger d'endormir un asystolique ou même un mitral en hyposystolie. Mais quand les lésions sont *bien compensées* nous n'avons jamais vu survenir un accident. Il en est tout autrement dans les lésions *aortiques* graves, chez les artérioscléreux avancés et surtout chez les cardiorénaux. C'est alors, en mettant les malades à un traitement dont le régime lacté et l'iodure feront les premiers frais, en examinant de près leurs urines et en suivant l'évolution des accidents en fonctions du traitement qu'on pourrait préciser le moment de l'intervention.

Les *lésions pulmonaires*, en chirurgie abdominale comme ailleurs, peuvent contre-indiquer l'anesthésie ou l'opération en position déclive du sujet. Je n'ai rien à ajouter ici aux lois de la chirurgie générale : emphysémateux, tuberculeux avancés, tuberculeux à la période des cavernes, doivent être considérés comme des *noli me tangere*.

Il est cependant des malades dont les troubles fonctionnels cardiaques et pulmonaires constituent des indications opératoires. C'est ainsi que *les troubles cardiaques, chez les femmes qui ont de gros fibromes*, disparaissent le plus souvent après l'hystérectomie. De même les troubles de la respiration dus à de volumineuses tumeurs abdominales cèdent après leur exérèse.

IV. — Moyens préventifs généraux de l'infection opératoire.

Sérothérapie. — Vaccination. — Leucoprophylaxie.

Quand nous avons rempli toutes ces indications, c'est-à-dire quand milieu, opérateur et matériel sont au maximum d'asepsie, quand nous avons ramené à l'index physiologique ou à son voisinage immédiat le fonctionnement organique du malade, avons-nous tout fait? On l'a cru pendant longtemps et c'est là où s'arrêtèrent les recherches modernes. Peut-être cependant devons-nous chercher plus et mieux.

A mesure que l'innocuité d'une opération augmente, notre désir d'opérer des lésions plus graves, jusque-là inabordables, s'étend parallèlement : nous devenons plus hardis. Dès lors la mortalité chirurgicale générale s'en ressent et, malgré les progrès accomplis, elle reste sensiblement la même parce que nos opérations sont plus dangereuses. Or, si l'on cherche les causes de la mort dans une longue série d'interventions, on voit que *la septicémie* est toujours là; c'est donc elle qui a provoqué de nouvelles recherches tendant à diminuer ou à supprimer toute chance d'infection opératoire. C'est évidemment le grand progrès attendu en thérapeutique.

Que faudrait-il donc pour ne plus avoir de septicémie? Il faudrait rendre le sujet réfractaire, l'immuniser contre l'infection chirurgicale comme on immunise un lapin contre le tétanos ou un mouton contre l'infection charbonneuse. Pouvons-nous

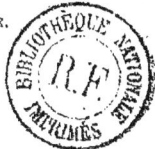

mettre un homme en état d'immunité vis-à-vis d'une opération chirurgicale? Pour cela, il nous faudrait connaître exactement *tous* les microbes aérobies ou anaérobies qui déterminent chez l'homme la septicémie; on chercherait alors des sérums correspondants ou polyvalents, et on les injecterait préventivement. Quand nous aurions déterminé que ce sont les staphylocoques, les streptocoques et les colibacilles qui déterminent le plus souvent les accidents post-opératoires, si nous trouvons un sérum spécifique ou polyvalent, nous pourrons opérer sans incident à condition (ce qui n'est pas) *que ce soient là les seuls agents pathogènes.*

L'étude de cette question a tenté nombre de chirurgiens et de biologistes, nous avons nous-mêmes, avec notre très distingué collaborateur M. Mauté, pendant toute une année dirigé nos recherches de ce côté.

La quantité des documents que nous avons relevés et analysés n'a d'égale que leur obscurité et leur discordance. Nous essaierons de vous en présenter clairement les résultats.

Immuniser, c'est-à-dire mettre le malade à l'abri de toute infection opératoire; *augmenter sa résistance* contre l'infection au point de vue de la rendre presque réfractaire : telles sont les deux questions que nous allons envisager.

Pour l'immunisation, tout d'abord il faudrait établir des sérums qui soient immunisants au moins pour ces quatre bacilles. Ces sérums existent-ils?

I

Immunisation ou vaccination contre l'infection opératoire. — Elle peut être *passive*, c'est-à-dire que l'immunité est conférée par l'injection du sérum d'un animal infecté, l'action est immédiate et donne son maximum en 24 heures (sérum de la diphtérie ou du tétanos), ou *active* : l'immunité est consécutive à une injection à dose faible ou atténuée de l'agent infectieux lui-même. Son action immunisante est plus lente et les réactions plus intenses. C'est cette immunité active que Wright a érigée en méthode spéciale, en agissant sur un sujet déjà infecté et en essayant de doser scientifiquement par l'indice opsonique la quantité du contrepoison, c'est-à-dire de la culture atténuée du microbe infectant. Cette immunisation suppose connu l'agent de l'infection; or, nous ne sommes pas encore fixés sur la totalité de la flore bactérienne, et surtout nous ignorons la valeur de nombreux anaérobies dont le *perfringens* est le type. Mais en ne prenant que les microbes dont l'existence et la nocivité sont bien établies, voici les expériences et les faits cliniques dignes de retenir votre attention.

L'immunisation a été tentée contre chaque variété infectieuse, mais aucun sérum polyvalent contre leur ensemble n'a été efficace. Nous envisagerons donc *chaque sérum*, dit spécifique, aux points de vue *expérimental* et *clinique*.

Prévenir la *streptococcémie* serait prévenir l'infection puerpérale et nombre de très graves et souvent mortelles infections opératoires. *Expérimentalement* la vaccination *antistreptococcique* a été tentée par Arouson, Menzer, Marmoreck, Polano, Denys, etc., qui ont préparé chacun à leur manière un sérum efficace, et actuellement l'Institut Pasteur prépare un sérum qui expérimentalement est à la fois curatif et préventif.

Si, maintenant, nous nous transportons du terrain de l'expérimentation sur celui de la *clinique*, je n'ai que peu de faits personnels à vous apporter. Toutes nos tentatives faites en 1903-1904 ont été négatives et n'ont pas été renouvelées, et celles qui ont été appliquées par M. Marmoreck sur nos malades n'ont donné aucun résultat. L'immunisation contre la *streptococcie* a été tentée par Polano comme préventif de l'infection puerpérale et des accidents consécutifs aux grandes opérations, au moyen de streptocoques pathogènes pour l'homme mais tués par la chaleur.

Ronne a injecté 10 centimètres cubes de sérum de Menzer trois heures avant l'opération de cancers abdominaux étendus. Sur 12 opérations, il a eu 10 succès, 1 suppuration et 1 mort de péritonite purulente. Il pense que ces injections auraient sur la leucoprophylaxie l'avantage de provoquer, outre l'hyperleucocytose, l'apparition d'une substance antibactérienne. Mais ces résultats sont trop peu nombreux et trop voisins de ce que nous observons sans vaccination préopératoire pour avoir une valeur.

Zangenmeister est celui qui a le mieux démontré l'inutilité de cette injection. Il a employé le sérum antistreptococcique d'Arouson comme moyen préventif de l'infection opératoire. Il conclut que cette méthode n'a pas de valeur et n'empêche pas l'infection. Ainsi, voici les résultats de 26 laparotomies dans lesquelles on injectait aux malades, avant l'opération, 2 centimètres cubes de sérum :

	Sérum.	Avant sérum.	Après sérum.
T. la plus élevée (moy.)........	38,26	37,90	37,86
Phén. d'irrit. périton..........	2	2	3
Mort de périt. purulente.......	3	1	0

Dans 17 cas d'extirpation totale par voie abdominale pour carcinome avancé, l'auteur injecta 10 à 30 centimètres cubes, il y a 3 fois infection légère de la plaie, dans 1 cas péritonite grave qui guérit, 6 cas de mort. Dans plusieurs des cas avec terminaison fatale, *l'examen bactériologique permit de trouver des streptocoques* dans la cavité péritonéale, dans la plaie et dans le sang. Donc la vaccination avait été sans effet. Actuellement les résultats préventifs obtenus avec le sérum antistreptococcique sont pratiquement nuls et nos connaissances mêmes sur la biologie du streptocoque sont des plus imparfaites.

Contre la *staphylococcie*, expérimentalement, on a injecté des cultures mortes de ce microbe ou ses produits; Paltchikouzy, Doyen, Suber, Choumoira et d'autres ont obtenu chez les mêmes animaux l'immunisation cherchée. Cependant les résultats de Petruschky sont controuvés par Paws et Sirandone. Serda, en injectant une culture mixte stérilisée de staphylocoque et de streptocoque, a pu obtenir l'immunisation pour les deux espèces microbiennes dans les mêmes conditions.
Au point de vue clinique l'injection de vaccins antistaphylococciques préparés suivant la méthode de Wright nous a donné de bons résultats dans les cas de staphylococcie pure mais non pas comme préventif opératoire.

L'infection colibacillaire a été très étudiée par Serda. Il injecte sous la peau d'un animal une culture stérilisée de colibacilles, ou bien le colibacille mort et en suspension dans l'eau, ou même la culture filtrée. Puis il ouvre l'abdomen de cet animal; il verse dans le péritoine une culture pure de colibacille suffisante pour le tuer à l'état normal; l'animal immunisé n'a aucune réaction; la résistance du péritoine est augmentée d'environ 4 à 6 fois. Cliniquement les tentatives de vaccinothérapie colibacillaire faites suivant le procédé de Wright sont encore trop peu nombreuses pour permettre d'avoir une opinion ferme.

Donc, ce qui est vrai de l'immunisation relative de l'animal n'est pas absolument vrai pour l'homme. *Il n'y a pas de fait qui démontre actuellement que l'on puisse, par une injection préventive, arriver à immuniser un opéré.* Le professeur Metchnikoff, avec qui j'ai eu une longue conversation sur ce sujet, « espère bien que dans trois, quatre ou cinq ans, il nous donnera un des sérums et qu'il trouvera les autres plus tard, mais, pour le moment, il n'existe pas de sérum qui puisse empêcher le développement d'une infection chez l'homme, de sérum immunisant d'une façon certaine; on diminue peut-être les chances d'infection, mais on n'obtient pas la certitude de la prévention. »

En somme, tous ces résultats méritent contrôle, ils démontrent expérimentalement le pouvoir d'atténuation des injections de cultures sinon de toxines, et si l'on songe que ces *trois variétés microbiennes sont loin d'être les seuls agents pathogènes* postopératoires, on peut entrevoir l'immunisation préopératoire comme un idéal lointain encore obscurci par d'épais nuages que nos efforts communs tenteront pendant bien longtemps encore de dissiper.

II

Leucothérapie préventive. Leucoprophylaxie. — Si nous ne pouvons pas rendre l'homme *réfractaire* contre l'infection, pouvons-nous au moins *le mettre en état de plus grande résistance*, c'est-à-dire pouvons-nous, par un procédé quelconque, médical, préopératoire, arriver à prévenir l'infection d'une façon absolue ou relative? Pour vous permettre de suivre facilement cette partie de notre exposé, nous vous rappellerons que l'homme se défend contre l'infection par des procédés qui sont très simples. Lorsqu'une infection éclate, il se développe chez le porteur de l'hyperleucocytose, c'est-à-dire un développement considérable de globules blancs; ce sont ces globules blancs qui arrivent à tuer les microbes pour Metchnikoff et Buchner, à détruire la toxine par sécrétion extra-cellulaire pour Simon, et pour Pawlowsky, à neutraliser les toxines par les albuminoïdes et à agir directement sur les bacilles. Si nous pouvons provoquer chez un homme, *avant l'opération*, une leucocytose considérable, c'est-à-dire un exode de globules blancs, *avant que l'infection se développe*, peut-être ces globules blancs suffiront à l'arrêter. Toute la *leucoprophylaxie* est là. Voyons si cela est possible.

Pour mettre un peu d'ordre dans cette discussion, nous allons envisager successivement les résultats de l'*expérimentation* et ceux de la *clinique* avec nos observations personnelles.

Voici quelles ont été les idées directrices de ces recherches et leur succession. Se basant sur la polynucléose des infections on a cherché à la provoquer par des *injections sous-cutanées ou intraveineuses* de médicaments leucogènes — c'est la leucoprophylaxie *générale*. — Puis, s'appuyant sur ce fait qu'une intervention péritonéale provoque une leucocytose *locale* de défense, on a institué la *leucoprophylaxie locale*, qui consiste à injecter avant l'opération ou laisser après l'opération dans le péritoine un composé chimique ou physiologique capable de stimuler cette défense.

1° **Leucoprophylaxie générale**. — Si vous injectez sous la peau une substance quelconque comme le sérum physiologique, comme toutes les albumoses, vous déterminez une leucocytose considérable qui doit provoquer une résistance organique plus grande. Lœvy et Richter ont provoqué les premiers cette hyperleucocytose expérimentalement pour augmenter la résistance des animaux au pneumocoque. Talien Borhard et Mahis ont montré que le sérum, dans cette période d'hyperleucocytes, possédait un pouvoir bactéricide considérable chez l'animal et chez l'homme. Jacob montra que cette hyperleucocytose était précédée d'une courte période d'hypoleucocytose. Je passe sur des expériences de détail pour arriver au mémoire de Myake, qui fit une étude comparée de l'action de l'eau physiologique, du bouillon neutre, des solutions d'amidon, d'aleurone, d'albumose, et conclut que *l'acide nucléinique à 1 ou 2 pour 100* donnait un maximum d'hyperleucocytose, dans l'*exsudat péritonéal* (sept à huit fois plus considérable que normalement et cela environ huit heures après), et en même temps il vit que le *sang* subissait d'abord une hypo-, puis une hyperleucocytose. Mesurée en prenant la dose mortelle intra-péritonéale de colibacille comme unité, il vit que le *péritoine augmentait de vingt fois environ* après l'injection. Voici le manuel opératoire : on injecte sous la peau une solution de nucléinate de soude de 1 à 1 1/2 p. 100, on en injecte 20 centimètres cubes vingt-quatre heures avant l'opération. Il se produit alors deux phénomènes qui sont toujours les mêmes dans toutes les opérations chez les animaux comme chez l'homme : quelques heures après l'injection, le nombre des globules blancs diminue, puis quatre, six, huit, dix heures après, il augmente dans des proportions considérables. Nous avons fait ces expériences à Beaujon ; M. Mauté a fait des examens de sang répétés et précis et je puis vous donner des chiffres très nets. Voici un malade qui avait 9 200 globules blancs avant l'injection de nucléinate de soude ; trois heures après il en a 5 200. Nous avons donc une hypoleucocytose ; mais sept heures plus tard il en a 18 600 : l'hyperleucocytose s'est effectuée. Il se produit donc deux phénomènes : 1 une diminution des globules blancs, puis une augmentation. Voici une autre malade infectée qui présente 17 800 globules blancs avant l'injection ; quatre heures après, elle en a 10 100 ; douze heures après, on retrouve 26 260 globules ; sa résistance organique est donc augmentée de moitié, de 50 p. 100. Ce fait se retrouve dans toutes les observations, *sauf cependant dans le cas où les malades sont dans un état particulièrement cachectique ou grave*. Par une injection sous-cutanée de nucléinate de soude, vous augmentez dans certains cas de 50 p. 100 les globules, mais, dans d'autres cas, on va beaucoup plus loin. Voici un malade chez lequel on est allé de 12 à 30 000 globules.

Une autre substance a été étudiée depuis deux ans et essayée par nous comme puissant leucocytogène : c'est la *tallianine*. M. Gautier a soutenu sa thèse sur cette question ; le plus grand défaut de cette substance est de ne pouvoir être employée qu'en injection intraveineuse.

Si vous injectez de la *tallianine*, sur laquelle on a beaucoup discuté dans ces dernières années en médecine vétérinaire, vous constaterez qu'elle est beaucoup plus leucocytogène que le nucléinate de soude. Voici l'observation que nous avons faite sur une malade infectée puerpérale, qui a guéri : je me garderai bien de dire « post hoc, ergo propter hoc ». Nous avions 12 000 globules blancs, nous avons injecté de la tallianine ; injectant 5 centimètres cubes à 4 volumes, nous avons eu, vingt-quatre heures après, 28 000 globules blancs. Voilà donc une malade qui a plus que doublé sa résistance organique. Quarante-sept heures après cette injection, la tallianine avait perdu son effet, la malade était retombée à 18 000 globules environ. Cette augmentation est éphémère, elle dure vingt-quatre, trente-six heures et puis tout retombe à l'état normal. Pour avoir une résistance organique et continue, il faut continuer les injections.

Une autre substance leucocytogène est le *sérum de cheval chauffé à 55°* et qui est préconisé par Petit et l'Institut Pasteur ; Metchnikoff a montré qu'en injectant sous la peau d'un malade du sérum de cheval, on augmente la leucocytose dans les mêmes proportions qu'après une injection de nucléinate de soude. Ce ne sont donc pas les médicaments qui manquent. *Expérimentalement*, on augmente de 8 à 14 fois la résistance d'un animal par l'injection de nucléinate de soude ou de tallianine ; mais est-ce que *chez l'homme* on aura les mêmes résultats, et surtout chez l'homme malade? C'est le problème. Voici notre expérience à cet égard : si vous faites une injection dans le cas où les malades sont extrêmement affaiblis, où leur résistance organique est vraiment très défectueuse, vous n'obtenez rien. Nous avons ici plusieurs observations dans lesquelles, malgré l'injection intraveineuse de tallianine, les globules blancs ont diminué. A un moment donné, il semble que l'organisme ne répond plus à la demande qui lui est faite.

Pour les autres, l'expérience a été faite en grand par Mikulicz, qui a opéré 34 malades. Quand on lit son mémoire, on n'est pas convaincu. Évidemment, ces 34 malades ont guéri, mais nous aussi nous avons des séries de 34 malades, nous avons même eu 64 opérations abdominales graves de suite, sans une mort, et sans rien injecter du tout. Ces faits cliniques ne sont pas suffisants pour entraîner la conviction d'une façon définitive. Il est tentant de penser que probablement, que peut-être, que vraisemblablement, il y a là une action intéressante, mais son efficacité n'est pas certaine. Cette *hyperleucocytose* est-elle capable de lutter contre l'infection, ces globules blancs de genèse artificielle sont-ils entraînés pour la phagocytose, *constituent-ils bien une armée contre les microbes, ou n'est-ce qu'un troupeau banal?* Rien ne peut nous renseigner à ce sujet. Nous avions pensé que la recherche de l'index opsonique, en employant ces globules blancs, pourrait nous donner une idée de leur capacité phagocytaire. Mais là encore les résultats sont discordants, et l'étude de la méthode de Wright nous a montré que la résistance de l'organisme vis-à-vis d'une infection donnée était loin d'être proportionnelle à la valeur de l'index opsonique par rapport au microbe correspondant. Dans le même ordre d'idées, nous étudions en ce moment l'effet des injections d'extraits leucocytaires, qui ont donné à His des résultats très intéressants chez les animaux, et qui ont déjà reçu quelques applications chez l'homme au point de vue thérapeutique.

Tout ce qu'on peut, dire c'est qu'il y a là une porte ouverte, une voie dans laquelle il faut vous engager, que cette voie vous conduira peut-être à augmenter le troisième facteur, *la résistance de l'opéré.* Au cours de la fièvre typhoïde, les perforations intestinales sont le plus souvent mortelles. Il y a à cela bien des raisons; il y en a une qui est capitale, c'est que le malade est dans un état de résistance organique absolument au-dessous de la moyenne. De plus, il présente avant sa perforation une formule sanguine qui est de l'*hypoleucocytose*, il a un nombre de globules blancs inférieur à la normale. Dans ce cas, on comprend l'avantage que le professeur Chantemesse a su retirer de l'hyperleucocytose; en injectant du nucléinate de soude, la résistance organique est augmentée et le malade pourrait même guérir spontanément. Aucun fait publié ne démontre cette dernière observation.

Faucon a confirmé ces faits. Voici ses conclusions.

Après les injections il note une hyperleucocytose. La mononucléose domine d'abord, mais fait place ensuite à de la polynucléose et à de l'éosinophilie, du moins chez le cobaye. Ces injections faites préventivement paraissent donner de bons résultats, pour éviter l'infection péritonéale, quand il s'agit de lutter contre l'issue des matières intestinales dans la grande séreuse.

L'injection préventive d'acide nucléinique n'a pas eu d'action quand il s'est agi de prémunir les animaux contre une infection par des cultures vivantes et jeunes, c'est-à-dire là où l'action du microbe est prédominante. Donc, elle est moins efficace pour lutter contre les microbes que contre les toxines.

Dans une intervention pratiquée sur l'abdomen, l'injection préventive peut être recommandée, surtout si l'opération doit intéresser le tube digestif.

II. **Leucoprophylaxie locale** : *Préventive ou concomitante de l'opération.* — 1° *Préventive.* — Elle consiste à provoquer dans le péritoine une leucocytose locale préopératoire qui met la séreuse en état de défense maxima au moment de l'opération. Voyons les résultats donnés par *l'expérimentation* et la *clinique.*

Il y a onze ans, au laboratoire de physiologie expérimentale du professeur Dastre, notre collègue M. Stassano poursuivait l'étude des injections intra-péritonéales de sérum physiologique préventives de l'infection. Nous devions appliquer ces injections dans nos cours de chirurgie expérimentale. Les résultats que nous obtenions alors étaient si satisfaisants que je crus pouvoir me passer de cette complication : injecter dans le péritoine d'un animal une solution de 20 centimètres cubes de *sérum physiologique vingt-quatre heures avant l'opération* nécessitant une laparotomie. Plus tard, Issœf affirma que, chez un animal, le péritoine qui a reçu une solution de sérum physiologique devient au bout de vingt-quatre heures beaucoup plus résistant à l'infection, et Solieri, se basant sur les résultats d'Issœf, estime cette résistance, pour 21 centimètres cubes d'injection, à *seize fois* la résistance normale au colibacille pour le cobaye.

Petit, de l'Institut Pasteur, remplace le sérum physiologique par le *sérum de cheval chauffé à 55°* pendant deux heures pour diminuer sa toxicité; après injection péritonéale, il constate que, le lendemain, la séreuse résiste à une dose *cinq à huit fois* plus considérable que normalement.

Miyake a repris ces expériences. Il a commencé par comparer l'action de différentes solutions : solution physiologique, bouillon, aleurone, l'acide nucléinique. *En injectant ces produits dans la cavité péritonéale et en examinant l'exsudat péritonéal et le sang* au point de vue de la quantité des leucocytes, Miyake a pu constater : 1° que l'injection est suivie d'une diminution du nombre de leucocytes; 2° quelques heures après le nombre de leucocytes subit une augmentation considérable; 3° l'action la plus forte est produite par l'acide nucléinique à 0,5 p. 100.

Dans les expériences suivantes, l'auteur a cherché avec quelle substance on augmente le plus la résistance du péritoine par rapport au coli-bacille. C'est l'acide nucléinique à 0,5 p. 100, avec lequel Miyake arriva à augmenter la résistance de 20 fois.

Klecki a étudié le mécanisme de cette défense du péritoine et voici ses conclusions :

« Si l'on injecte préalablement dans le péritoine du bouillon, les lymphocytes sont moins nombreux, les microphages se multiplient plus rapidement et disparaissent plus vite, les macrophages apparaissent beaucoup plus tôt. Donc, par ce moyen, on active la phagocytose. »

Voyons maintenant ce que la *clinique* nous apprend de cette *leucoprophylaxie locale*. Une simple laparotomie est suivie d'une hyperleucocytose intrapéritonéale constatée par tous les biologistes. Cette défense locale rend plus difficile une infection dans les jours qui suivent. Nous avons toujours remarqué combien était généralement bénigne l'ouverture itérative de l'abdomen. Nous savons tous combien sont relativement peu graves ces désunions de sutures de laparotomie suivies d'issue de l'intestin sous le pansement. Nous avons vu plusieurs accidents de ce genre sans avoir perdu un seul malade, bien que l'une de nos très anciennes opérées ait eu une véritable éviscération, l'intestin ayant glissé jusque dans les flancs. A une distance beaucoup plus éloignée de nous, la génération des chirurgiens qui nous a précédés avait parfaitement remarqué combien les péritoines chroniquement enflammés résistaient mieux à la péritonite opératoire que ceux qui étaient bien lisses, sans adhérences, et en apparence plus complaisants et plus tolérants. Pour effectuer ou exagérer artificiellement cette leucoprophylaxie normale, Stassano m'avait fait construire un trocart très ingénieux qui permettait, après ponction de la peau, de faire cheminer une canule mousse dans le péritoine et d'injecter ainsi, la veille de l'opération, du sérum physiologique. Je l'ai vu fonctionner à merveille chez les animaux, je n'ai jamais osé l'employer chez l'homme, et je crois qu'il faut se résigner à faire, la veille de l'opération, une boutonnière péritonéale si nous voulons nous faire une opinion sur la valeur de ces injections.

Petit a injecté une seule fois (?), vingt-quatre heures *après* l'opération, son sérum chauffé — c'est un chiffre trop faible pour entraîner la conviction. — Miyake rapporte un cas d'injection intrapéritonéale de 50 centimètres cubes d'une solution neutralisée à 0,5 p. 100 d'acide nucléinique neuf heures *avant* l'opération (sténose du pylore). Le malade eut dans la soirée

38°,1, de la céphalée, des nausées, de la sensibilité de l'abdomen, une hyperleucocytose; l'opération et ses suites furent favorables.

Tout cela est insuffisant pour entraîner la conviction et ne compense pas les difficultés de faire accepter aux malades *deux laparotomies successives*; de plus ce procédé ne met pas du tout à l'abri de la septicémie, puisque, sur 53 malades, il y a eu 21 p. 100 de morts, malgré l'injection préventive.

2° *Concomitante.* — La leucoprophylaxie simultanée à l'opération préventive consiste à provoquer une hyperleucocytose générale.

Si nous pouvions obtenir des résultats *en laissant dans le péritoine la solution leucocytogène* au moment de l'opération, la méthode deviendrait acceptable. Sur place nous avons plusieurs fois agi ainsi : nous avons laissé dix centimètres cubes de nucléinate de soude; nous n'avons pas eu à enregistrer d'accidents à la suite de cette manœuvre; les trois opérés ainsi traités et auxquels nous avons fait de larges résections gastriques ou intestinales pour cancer ont guéri; mais ce ne sont pas des faits suffisants pour tirer une conclusion ferme.

Enfin, revenant pour ainsi dire à l'antisepsie préventive, voici une dernière proposition :

Crédé recommande l'emploi du collargol sous forme de poudre, de solution, de tablettes; laissées dans le champ opératoire, et nous dit qu'il ne faut pas toujours compter sur la destruction des germes qui pénètrent par la plaie durant l'opération : il vaut mieux aider la nature en déposant dans la profondeur de la plaie (péritoine, muscle, os, etc.) un antiseptique.

Arrivé au terme de cet exposé, dont l'importance théorique et les conséquences pratiques de premier ordre excuseront le développement, pouvons-nous tirer une conclusion? Il nous paraît évident que la vaccination préventive de l'infection opératoire est la méthode d'avenir, mais d'un avenir lointain et embrumé; son action se précise pour une infection simple ou pour une symbiose de deux éléments, elle semble avec les perfectionnements de Wright devoir donner des résultats; malheureusement l'unicité infectieuse n'est pas du ressort de la chirurgie abdominale ou du moins ses applications y sont rares. Une suppuration dont l'agent pathogène très bien étudié serait unique, certains abcès métastatiques par staphylococcémie, des suppurations coli-bacillaires à l'état de pureté — et cela après examen microbiologique bien complet au sujet des anaérobies — permettraient certainement une vaccination active préparatoire. Ce sont des faits exceptionnels.

La leucoprophylaxie *locale* pratiquée de neuf à vingt-quatre heures *avant* l'opération est, dans le domaine de la chirurgie abdominale, d'une application particulièrement difficile. La ponction est dangereuse, et une double opération à quelques heures d'intervalle est vraiment une bien grosse complication, d'autant plus que, dans l'état actuel de la bénignité opératoire que confère l'asepsie, elle ne pourrait s'adresser qu'à des opérations particulièrement graves.

La leucoprophylaxie *générale* préventive par le nucléinate de soude ou la thallianine n'a pas encore droit de cité. Son plus grand avantage est d'être inoffensive, nous ne voulons donc pas la rayer de la thérapeutique ; — mais tout ce que nous en avons vu nous prouve que, dans les états graves, elle manque son but et que dans les infections bénignes nous ne savons pas si l'hyperleucocytose ainsi provoquée a la même valeur que celle qui est déterminée par l'agent infectieux lui-même. L'efficacité ne dépend pas du nombre, mais de la valeur combative des polynucléaires, et il n'est pas démontré que le troupeau soit une armée.

La leucoprophylaxie provoquée par la mise dans le champ opératoire, après l'opération, de nucléinate de soude, de sérum ou de collargol comme antiseptique, n'ont pas fait leur preuve.

Opérer vite, bien et aseptiquement, lutter par tous les moyens mécaniques dont nous disposons pour faire une asepsie préopératoire et opératoire sont encore les plus sûrs garants de la vie de nos opérés.

V. — Soins préopératoires spéciaux.

Estomac. — Les soins préopératoires spéciaux varient suivant que l'estomac est en état de rétention ou d'évacuation complète. Sa *rétention* ne permet pas l'administration d'un purgatif sans quelque inconvénient. Un laxatif rectal répété suffit dans ces cas pour exonérer l'intestin. Le lavage stomacal préalable est indispensable, nous le répétons trois ou quatre jours à l'avance, pour y revenir une dernière fois immédiatement avant l'intervention. Les prétendus désinfectants chimiques ne nous ont pas satisfaits, nous les avons abandonnés. Le régime lacté, l'évacuation du résidu puis le lavage gastrique à l'eau alcaline de Vichy (artificielle ou non) sont les deux seuls soins spéciaux que nous prenions. Cette méthode nécessite quelques précautions chez les sujets particulièrement débiles, ou chez ces faméliques qu'on nous présente encore trop souvent; l'évacuation ne doit porter que sur le résidu et être pratiquée aussi loin que possible du dernier repas sous peine d'affaiblir encore le malade. Un de nos futurs opérés, habitué au lavage qu'il faisait lui-même, avait subi dans les jours qui précédèrent l'opération une déperdition de poids et de force aussi inexplicable qu'inquiétante. Cet habitué des tubes de Faucher ayant remarqué que s'il se lavait *peu de temps après son repas*, il voyait disparaître et ses douleurs et ses vomissements, n'hésitait pas à avoir recours à ce moyen de supprimer ses douleurs, avec son alimentation.

S'il n'y a pas de rétention gastrique dans les *états aigus* en évolution ou les gastrites *intolérantes*, nous ne donnons aucun purgatif, mais l'opium à petites doses. Seuls les cancers sans stase permettent leur emploi, et l'huile de ricin nous a toujours paru le plus inoffensif dans ces cas. Les lavages répétés n'ont aucun avantage quand il n'y a pas de stase gastrique ou de sécrétions particulièrement septiques. Les cancers étendus s'accompagnent d'une sécrétion ichoreuse que le lavage avant l'opération permet avantageusement d'évacuer en partie.

La chirurgie de l'intestin nécessite quelques soins spéciaux. — Les cas d'urgence qui s'accompagnent d'un *état général grave*, hernies étranglées ombilicales ou crurales, obstructions aiguës cho) riformes, sont justiciables des moyens décrits dans les chapitres du Choc. Ils sont toujours d'une haute gravité. Le second facteur de la haute mortalité de ces cas est la *distension de l'abdomen* par rétention gazeuse. Nous répétons volontiers qu'il existe deux chirurgies intestinales, celle des ventres distendus et celle des ventres plats. La première, quelle que soit l'habileté de l'opérateur, donne une mortalité toujours incomparablement plus élevée que la seconde. Entre un cancer de l'intestin opéré en occlusion *à chaud*, et le même cancer opéré à l'état de siccité intestinale *à froid*, il y a une différence de 80 p. 100 de mortalité. Nous avons tous le souvenir de ces femmes qu'on nous présente avec un météorisme énorme et une occlusion datant de quelques jours traitée successivement par les purgatifs et les lavements laxatifs ou électriques; nous faisons une laparotomie, nous trouvons de suite une bride étroite, un simple coup de ciseau lève l'obstacle, l'intestin est sain, l'abdomen est refermé, le tout a duré 15 minutes, et cependant la malade meurt.

Évacuer l'intestin par des laxatifs répétés dont l'huile de ricin est le meilleur, — soumettre pendant une semaine le malade au régime lacté et aux aliments hydrocarbonés (pâtes, fécules, farines), puis l'avant-veille donner un dernier laxatif, et la veille de l'opération administrer une dose d'opium variable suivant le sujet, telle est notre pratique dans les cas sans distension.

Chez les malades qui sont en état de rétention chronique le même traitement s'impose, mais avec plus de rigueur encore. Nous avons renoncé aux désinfectants intestinaux chimiques.

Il y aurait eu autrefois un long chapitre à écrire sur les soins préopératoires de l'*appendicite*. Fort heureusement nous nous sommes mis à peu près tous d'accord et nous n'aurions à faire ici qu'un historique. Dans l'appendicite à *chaud*, tout purgatif doit être proscrit; les opérés à *froid*, *réellement à froid*, et à cet égard on ne saurait trop prolonger la période d'expectation, sont soumis à l'huile de ricin ou même encore à l'ingestion d'huile d'olive additionnée d'huile de ricin dans une proportion que chaque malade finit par déterminer. Là encore le purgatif l'avant-veille et l'opium la veille de l'opération nous semblent répondre le mieux à l'opportunité de l'évacuation, puis du repos de l'intestin.

Foie. — Le traitement préopératoire des affections hépatiques rentre essentiellement dans la dépuration organique par le régime approprié dont la diète lactée est la base et, en cas d'infection hépatique, par l'administration du salol et du benzoate de soude.

La fréquence des hémorragies après les opérations sur le foie ou ses annexes a fait naître la notion de soins préopératoires spéciaux rentrant dans le cadre du traitement de l'hémophilie. Pendant quelque temps nous avons donné le chlorure de calcium à la dose de 3 grammes par jour, pendant 4-5 jours avant l'opération.

Le résultat auquel nous sommes arrivés par l'étude successive de la coagulation sanguine dans ces cas, nous a fait renoncer à cette méthode, qui vraiment n'augmente le degré de la coagulation que dans des proportions tout à fait insuffisantes, si bien que notre pratique est la suivante : examiner le degré de coagulation des malades : si on le trouve retardé d'une demi-minute à une minute, passer outre; si, au contraire, ce retard atteint au delà de deux minutes, faire une injection de sérum frais de cheval de 10 centimètres cubes, répétée la veille et le jour de l'opération.

L'état du rein, l'analyse bien précise de la teneur des matériaux excrémentés de l'urine, s'impose ici plus que partout ailleurs, surtout dans les cas d'ictère, et nous connaissons le fâcheux retentissement de l'ictère sur le rein.

Il nous resterait à parler des soins préopératoires en cas de *lésions annexielles suppurées*. Depuis bien des années notre conduite à cet égard est formelle : laisser refroidir ces suppurations, quelle que soit la durée nécessaire à sa réalisation. Notre temporisation se compte par semaines et par mois. Il est bien rare que cette temporisation ne soit pas suivie d'un plein succès, car à Beaujon nous n'opérons pas dix infections pelviennes à l'état suppuré sur cent laparotomies pour infections annexielles.

DEUXIÈME PARTIE

SOINS POSTOPÉRATOIRES.

Ils commencent immédiatement après la fermerture de l'abdomen et se terminent au « restitutio ad integrum ». Mais les accidents ou les incidents sont si nombreux, dans ces limites étendues du premier pansement au retour à la santé parfaite, qu'il nous est impossible de les envisager dans toutes leurs modalités et pour tous les organes.

L'opération terminée, la paroi abdominale suturée complètement ou incomplètement si l'on a drainé, un pansement aseptique est appliqué qui doit immobiliser la plaie et maintenir à son niveau une température constante; la cicatrisation régulière de l'incision pariétale est à ce prix; un pansement large, élastique, suffisamment épais et compressif, immobilisera toute la région, s'opposant ainsi à toute mobilisation intempestive de la ligne de sutures et aux alternatives de vasoconstriction et de vasodilatation susceptibles d'entraver le processus naturel de la réunion *per primam*; mais il y a plus : ce pansement doit en outre, et ce doit être là sa propriété capitale, protéger la plaie des contages extérieurs, et permettre aux sécrétions de la plaie, drainée ou non, d'être absorbées complètement et constamment : *occlusion de dehors en dedans et perméabilité de dedans en dehors*, telles sont donc les deux conditions que doit réaliser le pansement, lequel sera en conséquence absorbant et évaporant; et la nécessité de ces qualités physiques du pansement ressort avec évidence des remarquables expériences de Préobrajensky. Le rôle d'absorption a moins d'importance quand il s'agit de plaies réunies par sutures; mais il devient capital quand on doit faire un drainage. Préobrajensky a établi scientifiquement les conditions de tout drainage, et nous avons basé notre pratique sur ses conclusions expérimentales, desquelles il résulte que, dans les plaies profondes et cavitaires, le drainage doit être fait à la gaze, qui absorbe et évapore; elle est sans doute, ainsi que cela ressort des expériences de Römberg, moins absorbante que l'ouate, mais elle évapore davantage.

Ces conditions admises, voici le pansement que nous appliquons à tous nos opérés de laparotomie : une série de compresses de gaze stérilisée recouvre la plaie; par-dessus, une couche d'ouate hydrophile; le tout maintenu par un bandage de corps en flanelle ou une bande de gaze moyennement serrés, qui rétablissent la pression intra-abdominale, immobilisent l'intestin et favorisent la résorption des produits épanchés. L'ouate a un rôle multiple : la compression élastique qu'elle exerce immobilise la plaie; elle protège cette plaie contre les chocs extérieurs et entretient à son niveau une température constante. L'adjonction à l'ouate et à la gaze d'une étoffe imperméable, taffetas gommé ou Mackintosh, nous apparaît comme une erreur dangereuse, qui explique bien des suppurations anciennes, par la gêne ainsi nécessairement apportée au pouvoir d'absorption et d'évaporation du pansement.

Ainsi pansé, l'opéré est placé, lentement et avec douceur, sur un brancard, tête déclive, pour être transporté dans son lit rapidement, mais sans brusquerie, sans secousses; l'anesthésieur l'accompagne, et ne doit l'abandonner qu'après le réveil. Pendant le transport, et dans son lit, le malade doit être soigneusement couvert; le lit aura du reste été préalablement chauffé, ou mieux, garni de boules d'eau chaude entourées de flanelle, et placées en dehors des couvertures, afin d'empêcher les brûlures toujours à craindre chez les sujets encore insensibles du fait de la narcose persistante. Spencer Wells voulait que la chambre fût « spacieuse, haute, tranquille, bien aérée, ni trop chaude ni trop froide »; nous tenons également à ce qu'il règne autour de l'opéré une obscurité relative; nous exigeons que la température soit de 18° à 20°, afin que le malade ne respire pas un air trop froid qu'il ait besoin de réchauffer, ni trop chaud pour qu'il n'ait pas à lutter par la sudation; nous veillons à ce que le silence le plus complet soit fait autour de lui, du moins pendant les premiers jours; enfin, et tout spécialement, nous voulons que l'immobilisation de l'opéré soit aussi absolue que possible, qu'il ne se dépense en aucune manière, qu'il hiverne en quelque sorte, afin que, fabriquant un minimum de toxines, il ait un minimum de poisons à éliminer. Nous plaçons toujours le malade en position horizontale, les jambes mi-fléchies, tête basse, afin d'éviter la syncope par anémie bulbaire, et nous ne relevons la tête que lorsque la face a retrouvé sa coloration normale; c'est alors aussi seulement que nous songeons à surélever, à l'aide d'oreillers, la partie supérieure du corps, dans les cas où, un drainage ayant été établi par en bas, cette position est nécessaire à l'écoulement facile des sécrétions. Surveiller le faciès, la respiration et le pouls, et incliner la tête en cas de vomissements. On laissera le réveil se faire spontanément; s'il tardait trop à se produire, on flagellerait doucement la face avec un linge mouillé.

Tels sont les soins à donner au malade depuis la fin de l'acte opératoire jusqu'à l'installation au lit définitive. Les suites de l'intervention vont dès lors se dérouler de façon bien différente suivant les cas : d'une simplicité remarquable parfois, elles n'exigeront de la part du chirurgien qu'une observation toujours attentive, et la mise en œuvre des moyens propres à faciliter une guérison qu'aucun incident ne vient troubler : notre rôle se borne en effet, en pareille occurrence, à remplir les indications qui naissent naturellement, quelle que soit l'intervention subie, de la double intoxication que créent fatalement, chez l'opéré, l'anesthésie d'une part, l'opération de l'autre. Nous connaissons bien maintenant ces indications que résume la formule suivante : réduire au minimum la valeur nocive des produits toxiques accumulés dans l'organisme; et nous savons bien comment varient les difficultés de notre tâche, suivant la durée de l'intervention, la perte de sang subie, la dose d'anesthésique absorbée, l'état des viscères, du foie et des reins surtout. *Désintoxiquer le malade*, telle est l'indication constante, quel que soit le caractère normal ou pathologique des suites opératoires. A cette indication primordiale viennent se joindre, au cas de suites pathologiques, d'autres indications variables avec la nature des accidents divers qui peuvent survenir.

1. — *Suites opératoires normales.*

Tout se passe bien; pouls et température témoignent d'une évolution favorable au double point de vue local et général; la quantité des urines varie de 500 à 1000 grammes et la décharge azotée se fait dans le délai de 48 heures; nous évacuons l'intestin dès le deuxième ou le troisième jour après l'intervention, à l'aide d'un lavement ou d'un purgatif salin; le calomel, à doses fractionnées, rend les plus grands services, en raison de son action sur le fonctionnement du foie qu'il active. Faisons boire nos opérés, en dehors des cas, bien entendu, où les vomissements persistent, et jamais avant la sixième heure après le dernier vomissement; nous calmons ainsi la soif, souvent très vive, et si le malade vomit, nous atténuons ce supplice, parfois intolérable, par des injections sous-cutanées de sérum artificiel. Le régime sera graduellement accru, et, après un ou deux jours d'alimentation liquide avec de l'eau alcaline, du lait et du bouillon, nous autorisons quelques solides, légers d'abord, puis plus substantiels, dont nous réglons l'usage progressif sur la susceptibilité individuelle, variable dans d'assez larges limites.

Au cas de drainage, et suivant l'abondance des sécrétions, nous enlevons le drain de trente-six heures à plusieurs jours après l'intervention. Dans les opérations pour lésions septiques annexielles, l'aspiration des liquides à la pipette toutes les douze heures est une loi absolue; au sixième jour, nous enlevons les agrafes, et badigeonnons à l'iode la cicatrice. Les jours suivants, jusqu'au lever, nous faisons faire au malade des frictions sèches sur tout le corps, des mouvements passifs de flexion et d'extension des membres, et nous l'autorisons ensuite à s'asseoir dans son lit, à fléchir et à étendre spontanément ses jambes, à se tourner sur le côté. Ce « repos au lit actif » est, pour nous, un temps préparatoire indispensable au lever définitif; et nous ne réservons pas, comme le fait Schucking, cette gymnastique méthodique aux malades trop faibles et anémiés pour quitter le lit. Nous ne faisons, en agissant ainsi, que nous conformer à une des lois les plus élémentaires de la physiologie. Et nous prolongeons ces manœuvres jusqu'au lever de l'opéré, c'est-à-dire jusqu'à une date variable avec chaque cas particulier.

La question du *lever des opérés* est une question complexe, et qui ne saurait être tranchée par une formule unique. On nous dit, et ce conseil nous vient d'Amérique : « Faites lever vos malades *le lendemain, le surlendemain* de l'opération; ne craignez rien; en agissant ainsi, vous ferez profiter vos opérés d'avantages inappréciables : vous verrez leur état général s'améliorer rapidement; vous pourrez les nourrir vite; vous n'observerez plus ni constipation, ni rétention d'urine, ni complications pulmonaires, ni phlébites, et la cicatrisation de la plaie abdominale s'effectuera dans les meilleures conditions ». Programme, certes, singulièrement alléchant, et que nous serions impardonnables de ne pas réaliser à la lettre, s'il ne nous apparaissait comme contraire à la logique et aux enseignements de la clinique. Car nous ne voulons ni ne pouvons oublier que l'opéré auquel nous allons rendre ainsi hâtivement sa liberté *est encore un malade* puisqu'il vient de subir une double influence pathologique du fait de l'acte opératoire et de l'anesthésie, et qu'il a en outre une plaie pariétale et des plaies profondes, péritonéales, à cicatriser. Et ce que nous avons dit plus haut de l'immobilisation, pour nous indispensable au point de vue local et au point de vue général, nous dispense de justifier ici notre conduite et le jugement que nous portons sur le *traitement ambulatoire des opérés*.

On nous dit encore, et ici l'accord nous sera plus facile :
« Faites lever vos malades *au douzième*, *au quinzième*, au sei-
zième jour après l'intervention; il est inutile, nuisible même de
les laisser au lit vingt et un jours; ne vous laissez plus hypno-
tiser par « le caractère symbolique de ce nombre sacré ». Nous
avons cherché (par simple esprit de curiosité, nous dirait
J.-L. Faure) d'où ce chiffre de vingt et un jours tenait son pouvoir suggestif, si longtemps incontesté. Les saisons balnéaires
sont de vingt et un jours, les nouvelles accouchées attendent
leurs relevailles 3 septenaires, et nos opérés de hernie, d'appendicite, ou de gastro-entérostomie restaient vingt et un jours au
lit. L'origine remonte loin et nous aurions désir et plaisir à vous
en exposer la continuité; il est né *de la durée de la période inter-
menstruelle!* Et c'est parce que les femmes ont leurs règles tous
les vingt et un jours, qu'un homme opéré de hernie restait le
même temps alité!

Qu'il y ait eu, à une certaine période, asservissement véritable
à ce « chiffre fatidique » et qu'il y ait intérêt certain à s'affran-
chir de cette servitude, nul ne le conteste, et il n'était pas inutile
de le rappeler; mais nous pensons que, pour la plupart d'entre
vous, comme pour nous-mêmes, l'heure de la libération a sonné
depuis longtemps; en sorte que la question n'est plus tant de
savoir si nos malades ont avantage à se lever avant vingt et un
jours révolus, que de poser les indications du « lever précoce »
et de spécifier quels sont les opérés susceptibles d'en bénéficier.
Notre sens clinique seul apportera la solution du problème dans
chaque cas particulier. Et pour appliquer de façon opportune
la « bonne règle » nous aurons à tenir compte de deux éléments, *l'opération* d'une part, *l'opéré* de l'autre; car, en dehors
des contre-indications générales du lever précoce, « anémie,
fièvre, suppuration, drainage » sur lesquelles nous sommes tous
d'accord, nous ne saurions ne pas tenir compte de la nature
de l'intervention, de son degré de gravité, de sa complexité,
de sa durée, de la perte de sang subie, de l'épuisement nerveux consécutif, du shock opératoire en un mot, dont les effets
survivent longtemps parfois à la cause qui les a fait naître.
Et pour ce qui est de l'opéré, à n'envisager ici que les *chances
d'éventration postopératoire à plus ou moins brève échéance*, ne
devrons-nous pas redouter à ce point de vue l'influence du
lever précoce chez les malades *ptosiques*, à tissus flasques et
mous, présentant cette insuffisance physiologique que l'un de
nous a décrite il y a plusieurs années! Sans pouvoir donner ici
de règles précises, nous dirons que les laparotomisés dont les
tissus sont *résistants*, l'opération *aseptique* et l'état général *excel-*

lent, peuvent se lever dès le *huitième*, *dixième* ou *douzième jour*. Là
encore c'est scientifiquement que doit être résolue la question
pour avoir une réelle précision. Or à ce moment la cicatrice est
organiquement solide. Mais chez les affaiblis, les cachectiques,
les ptosiques, pour n'envisager que les conditions générales,
chez les obèses, ou après une opération incomplète et qui a laissé
dans l'abdomen une tumeur dure, un fibrome par exemple, sur
lequel la cicatrice est comprimée, ou chez un malade dont la
paroi abdominale a été fatiguée par une longue distension,
nous n'hésitons pas à prescrire un repos beaucoup plus prolongé. Et, à cet égard, mieux vaut plus que moins.

Les *phlébites postopératoires* reconnaîtraient pour une large
part ce séjour au lit; nous ne pouvons souscrire à cette proposition, les frictions légères et les mouvements passifs ou actifs au
lit activent, comme nous l'avons toujours observé chez nos
malades, la circulation. Et pour nous en tenir à notre seule expérience : depuis dix années, sans rien changer à notre façon de
soigner nos opérés, et sous le simple perfectionnement de notre
asepsie, nous avons vu à Beaujon tomber le nombre de nos
phlébites postopératoires de plus de 80 p. 100, puisque nous
n'en comptons pas plus de 3 ou 4 par année.

La question du *port de la ceinture*, dans ces cas normaux,
nous semble jugée de la même façon. Utile chez les opérés dont
les tissus sont en *insuffisance* physiologique ou pathologique,
par cicatrice, drainage ou obésité, nous ne la prescrivons jamais
chez les autres. Il y aurait du reste matière à développer cette
question si nous nous en rapportons au nombre considérable
d'opérés porteurs de ceintures qui ne pouvaient prétendre qu'à
les gêner. L'un de nous répétait souvent qu'elles ne servent alors
qu'au fabricant. Les partisans de la ceinture après toute laparotomie devraient bien en surveiller l'application et en vérifier
l'utilité.

II. — *Suites opératoires compliquées.*

Les accidents qui peuvent venir compliquer les suites opératoires se produisent *au niveau* de la cicatrice abdominale : ce
sont les accidents locaux, ou, *en dehors* d'elle, ce sont, pour la
plupart, des accidents généraux.

I. *Complications locales.* — Un épanchement de sang peut se
faire en pleins tissus de la paroi; si l'hémorragie a été peu abondante, aucun signe n'attire l'attention, et la résorption s'opère
vite; dans le cas contraire, un *hématome* se constitue : éva-
cuons-le et réunissons aseptiquement les lèvres de la plaie.

Deux ou trois jours après l'intervention, la température jusque-là normale s'élève plus ou moins; l'opéré, non drainé, se plaint de souffrir et localise exactement ses douleurs au niveau de la plaie. Enlevons le pansement, désunissons les parties tendues et rouges, badigeonnons-les à la teinture d'iode et pansons à plat. Agissons de même au cas de *suppurations tardives*.

Après une intervention suivie de drainage du péritoine, l'opéré a de la fièvre; *le drainage se fait mal*, évidemment; entre la paroi et le fond de la plaie, du liquide septique stagne, sous tension, et sa résorption n'est pas sans danger; le pansement est levé; avec une pipette nous pratiquons, par le drain, l'*aspiration*; si cela ne suffit pas, enlevons le drain, et remplaçons-le par un autre, plus gros et placé de telle sorte que, jusqu'au fond, la plaie soit efficacement drainée.

Au huitième jour, alors que la dernière agrafe a été enlevée, brusquement, et parfois sous l'influence d'un accès de toux, la cicatrice se désunit et les intestins font issue hors du ventre. Cette *désunion* peut être tardive et nous avons vu des malades désunis sous leur pansement et qui souffraient à peine.

C'est là un accident plus effrayant que grave, et les dix cas qu'il nous a été donné d'observer se sont tous terminés par la guérison. Nous croyons d'une façon générale que la *plasticité* des tissus du malade a une importance très grande; les *infections légères* qui passent inaperçues au thermomètre sont, également, un facteur pathogénique réel; ces infections peuvent seules expliquer les désunions que rien ne permet de soupçonner, après examen de l'état général du sujet ou des conditions mécaniques de la suture; le mode de sutures ne nous paraît pas avoir grande influence, en l'espèce; du malade dépend essentiellement la rapidité plus ou moins grande de réparation; mais ce facteur personnel est le plus souvent difficile à apprécier; et bien souvent nous ne saurions dire pourquoi tel sujet n'a pas réuni, alors que tel autre a fait une réunion parfaite; il y a cependant les prédisposés à la non-réunion; ce sont des malades à paroi abdominale lâche, sans résistance, des gras, des albuminuriques, des cancéreux; quelquefois aussi des malades anémiés par des hémorragies graves; nous venons d'observer cette complication à la clinique gynécologique de Montpellier, chez une femme extrêmement anémiée, opérée, huit jours avant, d'hystérectomie abdominale pour fibrome très hémorragique. Quoi qu'il en soit de cette pathogénie, évidemment complexe, nous sommes tous d'accord sur *la conduite à tenir*; si l'accident se produit sous nos yeux, ou si nous sommes appelés alors qu'il vient de se produire : isoler l'intestin hernié de tout ce qui l'entoure à l'aide de compresses aseptiques; endormir le malade; passer, à la façon de Grossich, une bonne couche de teinture d'iode sur la paroi abdominale; réduire l'intestin, en le refoulant dans le ventre avec la compresse qui l'enveloppe; la retirer et fermer la paroi sans drainage. Laver au contraire l'intestin à la solution salée physiologique chaude et drainer, par prudence, si, appelés *tardivement* auprès du malade, nous avons toutes raisons de croire que l'intestin n'est pas indemne d'infection, *a fortiori* s'il présente des signes évidents d'inflammation.

II. *Complications générales.* — Elles sont immédiates, consécutives ou tardives.

a) *Complications immédiates* : L'opéré, encore à moitié endormi, vient d'être transporté dans son lit, et placé en position horizontale, tête basse; soudain, sa face se congestionne et devient bleuâtre; ses yeux s'injectent et saillent de plus en plus hors des orbites; ses lèvres sont gonflées et violacées; il respire mal; il a des roncus; le pouls est rapide: le malade *axphyxie* parce qu'il avale sa langue qui tombe sur l'épiglotte; il suffit d'attirer la langue hors de la bouche et tout rentre dans l'ordre.

Cet accident est d'un diagnostic facile; il en est d'autres, de gravité fort variable, et qu'il importe, *malgré la ressemblance de leur physionomie clinique*, de différencier rapidement les uns des autres, car le salut est à ce prix.

Brusquement, l'opéré qui vient de s'éveiller et a déjà prononcé quelques paroles, perd connaissance; on le voit pâlir; une sueur froide apparaît sur son visage; son pouls disparaît; les battement du cœur deviennent imperceptibles; la respiration s'arrête ou est à peine appréciable; les pupilles sont largement dilatées, et tous ces phénomènes se produisent en un instant! C'est la *syncope tertiaire*, due à l'intoxication du bulbe par l'anesthésique. L'indication est nette, et découle de la pathogénie connue de l'accident : il faut, sans perdre une minute, placer le malade en *tête basse*, ou, s'il y est déjà, exagérer cette position; nous irriguons ainsi son bulbe, et, rapidement, l'opéré revient à lui.

Après une opération laborieuse et longue, durant laquelle l'anesthésie a dû être poussée à fond, l'opéré, transporté dans son lit, ne se réveille pas; il ne dort plus cependant, mais il ne reprend pas ses sens; ses yeux sont ouverts, fixes et immobiles, ses pupilles dilatées; ses extrémités sont glacées; sa respiration, superficielle et courte, est fréquente et irrégulière; son pouls est petit, rapide, fuyant, misérable; la tension vasculaire est abaissée; la température est au-dessous de la normale; l'expression de la physionomie reflète une indifférence absolue, un calme profond; l'intelligence est conservée, et, parfois, pressé de questions, le malade répond; mais sa parole est brève et saccadée, sa voix éteinte. Et cette apathie toute spéciale, cette torpeur cérébrale particulière, caractérisent bien l'*état de shock*, dans lequel est plongé l'opéré. Nous ne saurions parler ici de septicémie, et s'il est juste de reconnaître que bien des cas de mort par infection péritonéale ont été, certainement à tort, attribués au shock, il n'en reste pas moins que ce shock existe; sa réalité n'est-elle pas, au surplus, expérimentalement démontrée, et Tixier (de Lyon) n'a-t-il pas reproduit par l'expérience et enregistré chacun des troubles qui le caractérisent et l'efficacité habituelle de la thérapeutique, journellement employée contre le shock, ne plaide-t-elle pas dans le même sens? Ses indications sont multiples : réchauffer l'opéré par tous les moyens (bouillottes, enveloppements ouatés, couvertures...); ranimer le cœur par des injections sous-cutanées, de caféine, de spartéine, d'huile camphrée; stimuler la respiration par des inhalations d'oxygène, des flagellations de la face, des tractions rythmées de la langue; enfin et surtout combattre l'hypotension vasculaire post-anesthésique, et stimuler les centres nerveux par les injections sous-cutanées ou mieux, dans les cas urgents, intraveineuses de sérum artificiel... Le plus souvent alors, et dans un délai variable avec la gravité des circonstances, le pouls et le cœur se relèvent, la respiration s'améliore jusqu'à la normale, le visage se colore, et l'opéré sort de sa torpeur.

Et cependant il arrive que, malgré ce traitement, l'opéré ne sort pas du shock, dont les signes, loin de disparaître, persistent et s'aggravent. Toutes les chances sont alors en faveur de l'existence d'une hémorragie interne qui commande l'intervention immédiate.

Toutefois l'*hémorragie interne* se présente habituellement à nous dans des conditions différentes : l'opéré a été transporté dans son lit dans un état satisfaisant; il n'est nullement shocké; il s'est réveillé spontanément; son faciès est bon; sa respiration normale, et si sa tension vasculaire apparaît diminuée comme après toute anesthésie, son pouls est régulier, bien frappé. Cependant, dans les quelques heures qui suivent l'intervention, certaines modifications se produisent dans son état, progressives et d'autant plus rapides que l'hémorragie est plus abondante; parfois, une *douleur* brusque, suivie d'une profonde angoisse, en marque le début; le malade *pâlit*, ses extrémités se refroidissent; son pouls faiblit de plus en plus, et devient petit, rapide, fuyant, insensible; sa respiration, de plus en plus

superficielle, se précipite, l'hypothermie va croissant... La mort
est imminente, si l'hémostase du vaisseau qui donne n'est pas
faite sur-le-champ : faire sauter les points de suture; chercher
et tarir par une bonne ligature la source de l'hémorragie doit
être l'affaire d'un instant, et nous devons, en opérant vite,
réduire au minimum le shock opératoire et la dépression anesthésique; en même temps, et par tous les moyens, nous réchauf-
ferons le malade, nous stimulerons son cœur et, par des injections massives de sérum, nous relèverons sa tension sanguine.

Les *vomissements postchloroformiques* peuvent, dans certains
cas, par leur fréquence et leur tenacité, constituer une véritable
complication. Il est de règle, après toute anesthésie, que l'opéré
vomisse, peu ou prou : sous l'impression de la nausée, ses traits
se décomposent; il pâlit; son pouls devient filiforme, misérable;
une sueur froide et visqueuse perle sur son visage... Va-t-il
vomir ou faire une syncope? Faut-il agir ou ne rien faire?
L'apparition du vomissement vient bien vite lever les doutes.
Ces vomissements postanesthésiques, modérés et discrets, disparaissent le plus souvent à la fin du premier jour ou dans le cours
du deuxième, et nous ne pouvons ici que constater l'échec le
plus habituel des moyens prophylactiques préconisés jusqu'à ce
jour; la compresse imbibée de vinaigre, placée sur la bouche et
le nez de l'opéré, dès que cesse l'administration du chloroforme,
est certainement un des meilleurs; elle ne supprime pas les
vomissements, mais elle les atténue; et l'un de nous n'a obtenu
que des résultats peu satisfaisants de la méthode, qui consiste
à enrouler une bande élastique autour du cou du malade aus-
sitôt après l'intervention. Quant au procédé de Freund qui, se
basant sur les expériences de Kast, cherche à diminuer le pouvoir réflexe des organes abdominaux, en injectant sous la peau,
avant la fin de l'opéraration, deux centigrammes de cocaïne,
nous ne pouvons, faute d'expérience, en dire la valeur.

Mais dans certains cas les vomissements sont *très violents,
incoercibles* même, durant la première et la seconde journée, sans
qu'il y ait, semble-t-il, de rapport entre ce caractère des vomissements et la dose d'anesthésique absorbée. Si le faciès reste
bon, le pouls bien frappé sans accélération, la température et
les urines normales, nous ne saurions nous en effrayer; mais
nous devons, dans la mesure du possible, chercher à les arrêter
ou du moins à en atténuer la fréquence, car il ne saurait être
indifférent pour l'opéré, auquel le repos local et général est
plus que jamais nécessaire à cette période, d'être constamment
et violemment secoué par des efforts incessants; le lavage de
l'estomac nous rend, à cet égard, les plus grands services; il

nettoie les cavités gastrique et bucco-pharyngée, et supprime ainsi le réflexe qui entretient les vomissements.

I. *Douleurs*. — b) *Complications consécutives* : Il est curieux de voir qu'en règle générale *nos opérés ne souffrent pas* de la région qui a été le siège d'un traumatisme opératoire souvent étendu, prolongé et même violent. Ils se plaignent de l'endolorissement de la région lombaire bien plus que de l'abdomen. Quelques coussins judicieusement placés et changés sont un excellent palliatif. Quelques-uns souffrent de l'abdomen; ces *douleurs*, d'intensité très variable, ne se prolongent guère au delà du premier jour; la nature de l'opération subie n'est pas indifférente; les sections et ligatures portant sur des tissus enflammés, l'extirpation d'annexites non totalement refroidies, nous ont paru surtout les provoquer; mais nous devons faire une large part dans la production et l'intensité plus ou moins vive des douleurs, à la susceptibilité individuelle; les femmes jeunes et nerveuses y sont particulièrement sujettes. Une piqûre de morphine les calme vite, et nous avons eu rarement l'occasion de la renouveler. Nous nous garderions du reste de recourir à ce moyen plusieurs jours de suite. Que de morphinomanies n'ont pas d'autre origine!

II. *Rétention d'urine*. — Une complication fréquente, sans danger si elle est traitée aseptiquement, est la rétention d'urine postopératoire. Cette complication ne saurait passer inaperçue, car l'urine de tout opéré doit être examinée pendant les cinq premiers jours qui suivent l'intervention.

Après toute intervention abdominale, *le pouls* est l'élément capital au point de vue du pronostic, et nous savons tous que, si la température de l'opéré n'est certes pas à négliger, ses indications veulent être interprétées: n'est-ce pas le plus souvent de la comparaison des caractères de la courbe thermique avec ceux du pouls que nous tirons nos meilleurs renseignements? et nul n'ignore la gravité du pronostic que comporte la dissociation du pouls et de la température. *L'élimination urinaire* est, après ces deux éléments de pronostic, le plus utile à consulter.

III. *Intoxications, infections légères*. — Le soir même de l'intervention ou le lendemain, le thermomètre marque 38°,5 ou 39°; le pouls, du reste bien frappé et régulier, s'accélère; il bat 110; le faciès est d'ailleurs excellent; le ventre insensible et plat (les urines à 500 grammes); un *purgatif*, administré sans retard, produit l'effet cherché, et rapidement la fièvre tombe, le pouls reprend sa fréquence normale... C'est la *fièvre aseptique* (?), qu'explique bien la résorption des éléments frappés de mort par l'acte opératoire et par le chloroforme, et du sang épanché dans le péritoine dont l'action thermogène, en dehors de toute infection, ressort avec évidence des expériences publiées par l'un de nous en 1896 et par Delezenne.

Autre éventualité : Le lendemain ou le surlendemain de l'intervention, la température s'élève légèrement; elle ne dépasse pas 38°, 38°,5; le pouls bat cependant 120, 130; le ventre se météorise, et l'opéré se plaint de son pansement, qui le serre trop; il est mal à l'aise, inquiet; il s'agite; il a des nausées; sa respiration est accélérée; il ne rend pas de gaz; les urines, d'abord à 500 grammes, ont diminué; nous le purgeons et nous appliquons sur son ventre une vessie de glace; nous lui injectons de l'huile camphrée toutes les 3 heures, et, à intervalles réguliers, de petites doses de sérum; plus ou moins rapidement, tout rentre dans l'ordre; et nous avons maintes fois vu tomber, sous cette thérapeutique fort simple, *l'infection péritonéale légère*, encore à ses débuts.

IV. *Infections graves.* — Mais il arrive que, malgré les lavements, les purgatifs, la glace, les phénomènes persistent et s'aggravent; de telle sorte que, si nous avions conservé un doute sur la nature septique des accidents observés, nous devons maintenant nous rendre à l'évidence; et chaque heure qui s'écoule accentue le tableau clinique de la péritonite, et confirme la gravité du pronostic; ce n'est point encore évidemment l'infection généralisée à la totalité de la séreuse; mais nous y marchons à grands pas; cette période d'évolution du mal qui n'est plus celle de l'incertitude et des hésitations, mais qui n'est pas encore celle de la péritonite confirmée avec son appareil symptomatique au grand complet, est, pour nous, la phase capitale, qu'il faut saisir en quelque sorte au passage, parce qu'elle est courte et parce que, si le traitement chirurgical de la péritonite a quelques chances de succès, c'est à cette période, et à cette période seulement. Étudier les transformations du pouls *au triple point de vue du nombre, de la force et de la régularité*, le tracé thermique, la quantité et la qualité des urines qui, d'abord sensibles aux injections sériques, lui restent indifférentes et sont limpides, quelquefois un peu albumineuses, la température qui reste basse : il y a dissociation, le faciès de l'opéré s'altère de plus en plus, les yeux se cernent, les traits se tirent, le nez se pince, se grippe rapidement. Agissons et agissons vite.

Comment agir? Si, lors de la première intervention qui vient compliquer la péritonite, le péritoine a été drainé, nous pratiquons, par le drain, l'aspiration des liquides septiques; si le drainage établi nous paraît insuffisant, nous enlevons le drain et le remplaçons par un tube plus volumineux; nous n'hésitons pas, le cas échéant, à inciser les fosses iliaques que nous drainons; le drainage abdominal sera avantageusement complété, chez la femme, par le drainage vaginal. S'il n'existe pas de drainage, sans tarder, nous rouvrons le ventre en faisant sauter les sutures; nous sommes tous d'accord sur ce point; tous nous savons aussi combien il importe de réduire au minimum la dose d'anesthésie; la rachistovaïnisation peut trouver là des indications; elle a, dans un cas de ce genre, singulièrement facilité notre tâche. Donc, opérons vite, évitons toute éviscération, et, suivant le conseil de Murphy, « entrons au plus vite dans le péritoine, et sortons-en encore plus vite ». Mais avant d'en sortir, qu'allons-nous faire? Appliquant au traitement des péritonites postopératoires la formule adoptée par Murphy pour les péritonites primitives, comme lui, et pour des raisons identiques, nous faisons peu : ouvrir le ventre, mettre un drain, et fermer, là se bornent nos manœuvres; pas de lavages, impuissants à évacuer microbes et toxines, et nuisibles à la séreuse dont la réaction de défense s'exprime par la péritonite; « c'est l'infection qui tue et la péritonite qui sauve », disait Lennander; pas de malaxations intestinales qui activent la résorption des toxines, et diminuent, de ce fait, la résistance de l'organisme. Fowler lave le péritoine et obtient 67 p. 100 de guérisons; Murphy ne lave pas la séreuse, et guérit 96 p. 100 de ses malades; Dayot, dans une première série de 14 cas traités par lavages et essuyage à sec du péritoine, a 14 morts; dans une seconde série de 12 cas, il opère plus précocement et se borne à ouvrir le ventre et à drainer : il obtient 7 guérisons. En somme, ouvrir le ventre, drainer, lutter, par tous les moyens connus contre l'hypotension; telle est notre formule actuelle.

Après l'intervention, *la position de Fowler* facilitera le drainage, et, accumulant dans les parties déclives les liquides septiques, diminuera la surface d'absorption péritonéale; peut-être même prévient-elle les complications pulmonaires. Rotter place, dans le même but, ses opérés en position latérale, et Deaver en position assise; Küster a adopté la position ventrale, qu'employait déjà Ravaton dès 1768, comme traitement des plaies de l'abdomen, « pour faciliter la sortie des liquides épanchés » et pour que « ces liquides et autres corps étrangers » ne stagnent pas « dans la partie la plus déclive de l'abdomen ». Nous avons eu recours maintes fois à la position ventrale; mais nous lui préférons la *position mi-assise de Fowler*, beaucoup plus facilement supportée par le malade, même si l'on prend la précaution, indiquée par Küster, de placer un gros rouleau sous la poitrine, afin de laisser libres les mouvements des bras. Les injections de sérum sous-cutanées et intraveineuses seront faites sans retard; à l'exemple de Warbasse, Murphy préconise les injections rectales de sérum, en laissant la sonde longtemps en place, afin que l'absorption du liquide se fasse lentement. Huit heures après l'intervention il administre du calomel à doses fractionnées.

La méthode de Murphy compte, à l'heure actuelle, de nombreux succès à son actif; elle a réuni l'unanimité des suffrages au Congrès des chirurgiens américains de 1908. L'avenir nous dira sans doute quelle est sa valeur dans le traitement des péritonites postopératoires.

Cette méthode est malheureusement impuissante contre ces formes *hypertoxiques* où la dissociation du pouls et de la température, l'hypotension artérielle et l'absence de signes locaux constituent le complexus le plus grave et le plus désespérant qu'il nous soit donné d'observer après nos interventions abdominales. La chirurgie, en dehors de l'évacuation éventuelle d'un foyer septique localisé, ne saurait ici intervenir; le traitement, tout médical, est celui des infections sanguines; le sérum artificiel en forme la base; il faut agir vite au premier signal, avant la défaillance commençante de l'organisme; rapidement il est trop tard, et vraiment nous luttons alors sans espoir; il faut aussi agir énergiquement et nous n'hésitons pas à injecter, par voie veineuse, les doses massives de 2 à 3 litres de sérum en vingt-quatre heures; *l'augmentation consécutive de la diurèse* est d'un bon pronostic; volontiers nous avons recours au collargol, en injections sous-cutanées, à l'électrargol, mélangé au sérum, en injections intra-veineuses; la caféine, l'huile camphrée, la spartéine soutiendront le cœur. Sous l'influence de cette thérapeutique, la température s'élève, le pouls reprend de la force, et nous nous prenons à espérer; mais ici, comme dans toutes les infections sanguines, les succès sont exceptionnels.

V. *Dilatation aiguë de l'estomac.* — Les lavages de l'estomac constituent le traitement véritablement héroïque de la dilatation aiguë postopératoire de l'estomac que notre collègue Reynier nous a fait connaître au Congrès de chirurgie de 1903 : le lendemain ou le surlendemain de l'intervention, l'opéré qui, jusque-là, n'avait présenté aucun vomissement, se met à vomir; ses vomissements, discrets d'abord, puis très fréquents, sont noirâtres, marc de café, hémorragiques; ils se font sans nausées préalables, sans efforts; les traits s'altèrent; le facies se grippe; le pouls s'accélère et devient petit; l'hypotension artérielle va croissant : la température reste normale; il y a de l'anxiété, de la dyspnée; le ventre qui, au début, conserve sa souplesse, ne tarde pas à se ballonner; mais ce ballonnement est d'abord nettement limité à la région épigastrique, où progressivement apparaît une voussure qui peut devenir très considérable, voussure mate, parfois sonore, suivant qu'il se produit ou non des gaz dans l'estomac distendu; il y a arrêt des matières et s'il peut y avoir, au début, émission de gaz, la quantité des urines diminue, les symptômes de l'occlusion ne tardent pas à apparaître, et l'opéré meurt dans le collapsus.

Toutefois le tableau clinique peut être un peu différent; l'opéré vomit, mais ses vomissements renferment de la bile; ils sont verdâtres; ils sont aussi moins fréquents, plus espacés, moins faciles; de plus l'opéré se plaint de son épigastre distendu, qui est douloureux spontanément et à la pression, et au niveau duquel la palpation permet de percevoir des contractions péristaltiques... Et ces symptômes, d'après Müller, seraient dus à l'étranglement du duodénum par les vaisseaux mésentériques supérieurs et l'origine du mésentère. Le traitement consiste avant tout dans la mise de l'opéré en position ventrale.

Sans nier la possibilité d'autres éventualités anatomo-cliniques, nous pensons que des notions pathologiques actuellement admises découle la conduite thérapeutique suivante : au premier signe de dilatation aiguë de l'estomac, il faut laver cet organe à l'eau alcaline tiède et mettre le malade en position ventrale, pour s'opposer à la compression éventuelle du duodénum par le mésentère, ou supprimer cette compression si elle a eu le temps de se produire. Et ces notions pathogéniques nouvelles nous paraissent devoir singulièrement restreindre les indications de l'intervention chirurgicale (gastro-entérostomie; gastrostomie; entérostomie). Mais nous avons souvent été obligés de recourir à ces lavages pendant plusieurs jours de suite, et la situation est alors angoissante.

A la fin du deuxième ou au troisième jour après l'intervention, l'opéré n'a rendu ni gaz ni matières, et nous ne saurions nous en effrayer, car la parésie intestinale est de règle après toute laparotomie; le purgatif que nous administrons à cette date amène une évacuation, et tout rentre dans l'ordre.

VI. *Occlusion intestinale.* — Il arrive cependant que ce purgatif reste sans effet; l'opéré, dont les vomissements se sont arrêtés dans le cours de la première journée, se remet à vomir, le lavage de l'estomac reste impuissant ; le ventre se ballonne ; mais, fait important, les anses intestinales se contractent et l'un de nous a insisté sur ce caractère de premier ordre et malheureusement inconstant ; le faciès reste bon, la température normale, le pouls sans accélération ; mais le malade ne rend pas de gaz ; un lavement purgatif, la position latérale restent sans résultats, les urines sont peu abondantes et claires : il s'agit d'une occlusion : suppression des matières et des gaz, malgré l'administration d'un purgatif, vomissements sans élévation de température et sans accélération du pouls, ballonnement progressif du ventre qui reste insensible à la palpation..., ces symptômes nous inquiètent. Une péritonite, un pseudo-iléus paralytique, certaines dilatations aiguës de l'estomac donnent une symptomatologie analogue ; en cas de doute extrême, le lavage de l'estomac, un lavement avec une longue canule sont administrés et l'état s'aggrave — ouvrir le ventre, protéger par de larges compresses l'intestin météorisé ; plonger la main dans le ventre, et *explorer la région qui a été le siège de la première intervention* : c'est là le plus souvent, au niveau des pédicules, des surfaces opératoirement avivées, et peut-être insuffisamment péritonisées, que nous allons trouver une anse adhérente, secondairement coudée en volvulus, qu'il faudra libérer puis explorer l'épiploon, le mésentère qui peuvent faire bride et étrangler l'intestin. Nos recherches restent-elles vaines, pensons à la *ptose du côlon transverse* que l'un de nous a étudiée et dont nous savons bien aujourd'hui le rôle pathogénique possible ; le cæcum est-il distendu, nous aurons toutes chances de rencontrer la cause de l'occlusion au niveau de l'angle colique sous-costal gauche, et il nous suffira, comme le fit Leguen chez sa malade, « de déplacer les anses intestinales logées dans la concavité de l'angle colique, de relever le côlon transverse, pour voir le côlon descendant se distendre sous nos yeux, et le cours des gaz se rétablir de suite ». Si, malgré toutes ces recherches, nous ne trouvons rien, faisons, sans grand espoir de succès, un *anus contre nature*. C'est à ce pis-aller que nous nous soumettons dans le cas où, l'occlusion reconnue trop tard, le malade est hors d'état de subir la laparotomie, ou lorsqu'après la laparotomie les accidents d'occlusion persistent, malgré la suppression vraie ou apparente de l'obstacle.

VII. *Ictères.* Le deuxième ou le troisième jour après l'intervention, il n'est pas rare d'observer une légère teinte subictérique des conjonctives et de la peau ; il n'y a pas d'autres symptômes ; un purgatif salin fait disparaître le subictère en quarante-huit heures.

L'ictère peut être plus accentué, et la coloration jaune des conjonctives et de la peau vraiment caractéristique; l'opéré présente un peu de torpeur; il se sent las; le pouls est lent; un purgatif salin amène des selles blanchâtres et fétides; les urines sont foncées et rares. Cependant l'ictère persiste ou ne diminue que lentement; un nouveau purgatif et quelques injections sous-cutanées de 200 grammes de sérum font tout rentrer dans l'ordre.

Enfin l'opéré peut réaliser le syndrome de l'ictère grave, présenter tous les signes de l'insuffisance hépato-rénale et mourir rapidement dans le coma. Nous n'insistons pas sur cette redoutable complication contre laquelle le chlorure de calcium, la médication sérothérapique agissent peu ou pas. (Voyez le chap. *Accidents postanesthésiques*, p. 61.)

VIII. *Parotidites.* — Dans le cours de la première semaine qui suit l'intervention, en général vers le troisième ou quatrième jour, l'opéré, jusque-là parfaitement apyrétique, présente brusquement une ascension thermique à 38°, 39°; il se plaint de sécheresse de la bouche; il éprouve une certaine peine à déglutir sa salive, dont la sécrétion est fort diminuée; il mastique avec difficulté, et ne tarde pas à accuser un endolorissement pénible au niveau d'une ou de ses deux régions parotidiennes; et, de fait, nous constatons là un certain gonflement qui va s'accentuant les jours suivants, et est douloureux à la pression; rapidement la peau rougit; elle est luisante et tendue, et souvent un œdème se montre, parfois même il y a de la fluctuation; c'est qu'alors la parotide suppure, c'est là un mode de terminaison heureusement rare des parotidites postopératoires; la terminaison se fait en général par résolution au bout de 4 à 5 jours; plus rarement la gangrène apparaît et c'est là une éventualité redoutable. Dès le début, nous recouvrons la région tuméfiée et douloureuse de larges *compresses humides et chaudes*; nous prescrivons en même temps des gargarismes antiseptiques, des lavages fréquents de la bouche. Si nous soupçonnons, de par l'œdème, l'existence du pus, nous essaierons, par des massages de la glande, de l'évacuer par le canal de Sténon; si ce moyen reste insuffisant, ou si le pus collecté bombe sous la peau, nous inciserons parallèlement à la direction connue du facial et nous drainerons. Au cas de terminaison par gangrène, nous interviendrons activement au point de vue local et général. Guérir la parotidite est bien, en prévenir l'apparition est mieux encore, et les notions pathogéniques acquises, à l'heure actuelle, permettent d'instituer une série de mesures prophylactiques dont l'importance est considérable. Nous savons que, dans l'immense majorité des cas, les parotidites post-opératoires se développent à la suite de l'exagération de la septicité du milieu buccal et aussi de la réduction de la sécrétion salivaire. Nous veillerons donc aux soins de propreté de la bouche avant l'intervention, et, pendant la chloroformisation, nous éviterons l'usage de la pince à langue; nous n'emploierons, pour nettoyer la cavité bucco-pharyngée, que des tampons stérilisés portés sur des pinces aseptiques. Nous ferons boire nos opérés le plus et le plus tôt possible, et, par les injections de sérum, nous lutterons contre la déshydratation de l'organisme, et exciterons la sécrétion salivaire; l'usage des masticatoires, du « Cheving Gum » des Américains, rendra les plus grands services, dans les cas où l'alimentation précoce ne pourra être autorisée.

IX. *Complications pulmonaires.* — Nous serons brefs sur les complications pulmonaires qui ne nous intéressent qu'au point de vue prophylactique; leur thérapeutique, en effet, exclusivement médicale, consiste, quelle que soit la forme anatomo-clinique de ces complications, dans l'emploi de la médication révulsive, des toniques du cœur et de tous les moyens susceptibles de soutenir et de relever l'état général. Nous savons tous l'importance de la position assise au lit et des boissons alcoolisées, chez les vieillards surtout.

La pathogénie de ces complications pulmonaires nous est peu connue; elle est certainement complexe, et aucune des nombreuses théories invoquées ne saurait expliquer tous les cas. Nous pouvons cependant tirer des déductions pratiques de certaines notions nettement acquises à cet égard, et sur lesquelles nous sommes tous d'accord : Nous réduisons au minimum la durée de nos anesthésies, et nous respectons les indications et les contre-indications respectives bien connues de l'éther et du chloroforme; nous opérons volontiers à l'anesthésie locale ou sous-rachianesthésie les malades à lésions pulmonaires soupçonnées ou avérées; nous veillons avec soin à ce que tout refroidissement soit évité à l'opéré pendant et après l'intervention; nous prenons toutes précautions utiles pour empêcher la chute des matières vomies dans les voies respiratoires, ainsi que l'aspiration des mucosités buccales pendant l'anesthésie; le nettoyage de la cavité bucco-pharyngée, par des gargarismes faiblement antiseptiques, dans les jours qui précèdent et suivent l'intervention, a, pour nous, la plus grande importance. Nous recourons volontiers, pendant les quelques jours qui suivent l'opération, aux piqûres de morphine, dont l'action, nullement hyposthénisante, est puissamment eupnéique, et favorise ainsi, chez nos opérés, la ventilation pulmonaire. Körte (de Berlin) n'a-t-il pas soutenu que la respiration superficielle, adoptée par

les opérées à cause de la douleur que déterminent, du côté de
la cicatrice, les inspirations habituelles, ne permet qu'une ventilation pulmonaire insuffisante, et favorise de la sorte l'infection que peut déterminer l'aspiration des mucosités buccales?

I. *Complications tardives. Insomnie.* — c) Il n'est pas rare de
voir, en dehors de toute complication, des opérés frappés
d'insomnie pendant la première semaine qui suit l'intervention;
mais l'insomnie peut se prolonger au delà de cette limite, et
devenir une vraie complication. Nous nous élevons de toutes
nos forces contre l'usage des piqûres de morphine, à cause de
l'habitude facilement prise alors de ce médicament, particulièrement chez les femmes nerveuses, qui forment la grande majorité des malades atteintes de cette insomnie prolongée; des
consolations journalières, des exhortations à la patience, l'assu-
rance maintes fois donnée que le sommeil ne peut tarder à
revenir, quelquefois une alimentation plus abondante le soir
suffiront le plus souvent. Nous nous sommes bien trouvés de
l'emploi de cachets contenant 0 cg. 50 de sulfonal et 0 cg. 05 de
chloralose, administrés un peu tard dans la nuit.

II. *Troubles cérébraux:* — Les *troubles mentaux* que nous
voyons quelquefois se développer chez nos opérés sont très
variables dans leurs modalités cliniques : phénomènes d'excitation, hallucinations bruyantes, mélancolie dépressive, hypocon-
drie.... Leur origine est diverse, et quelle que soit leur expression symptomatique, seuls les troubles psychiques qui se lient
directement à l'acte opératoire et aux circonstances qui l'en-
tourent, indépendamment de toute infection et de toute intoxication exogène ou endogène, méritent le nom de *psychoses
postopératoires.* Ils apparaissent tôt après l'opération; ils se
montrent, dit Lemesle, « dans la période d'influence probable
de l'acte opératoire ». Mais, pour arriver à une notion scientifique exacte de la pathogénie de ces psychoses, il nous faudrait
établir où elles commencent et où elles finissent, et quel est,
dans l'opération, acte très complexe, le facteur pathogène :
traitement préopératoire, anesthésie, hémorragie, action sur
l'organe, traitement postopératoire, le tout, joint à l'état moral
déterminé par la crainte de l'opération, le changement d'habi-
tudes, la tristesse causée par la perte d'un organe, doivent
entrer en ligne de compte, chacun pour leur part, dans les accidents.... Au surplus, ce qui nous intéresse, nous chirurgiens,
c'est de savoir quels sont les sujets que menace l'éclosion de
ces troubles mentaux après nos opérations, afin de pouvoir

apprécier le degré d'opportunité de notre intervention, dans un cas donné. Or nous savons bien aujourd'hui que ces troubles surviennent chez des individus prédisposés, présentant ou ayant présenté antérieurement des troubles cérébraux hystériques, ou dégénérés, chez des porteurs d'une tare cérébrale héréditaire ou acquise, souvent d'ailleurs difficile à dépister. Et cette notion nous impose le devoir d'examiner avec grand soin, avant d'intervenir chirurgicalement, l'*état psychique de nos malades*, au même titre que le fonctionnement de leur cœur ou de leurs reins. Et, de la sorte, en dehors des interventions d'urgence, ou de celles que rend indispensable l'existence de lésions ou de troubles vraiment graves, nous serons amenés à faire un choix parmi nos malades, à retarder, à refuser peut-être notre concours, ou, au contraire, à intervenir malgré tout, si notre intervention nous apparaît comme susceptible de rétablir ou seulement d'améliorer l'état mental du sujet.

Le *délire alcoolique*, le *delirium tremens* qui succèdent parfois sans interruption à l'agitation, aux divagations de l'ivresse anesthésique, ou n'apparaissent que plusieurs jours après l'opération, peuvent venir compliquer gravement les suites opératoires; la mort en hyperthermie soudaine et brusque en est une terminaison non exceptionnelle. Nous restons, contre ce délire, fidèles à l'administration du vin opiacé; souvent même, quand nous pouvons craindre l'explosion du délire chez un alcoolique, nous faisons donner préventivement cette médication; il est souvent assez facile de prédire les accidents, lorsque, chez un opéré alcoolique, on voit survenir, alors que l'action de l'anesthésique peut être mise hors de cause, une certaine volubilité de paroles, avec cet état d'euphorie, ce visage vultueux, quelques transpirations, qui précèdent souvent le délire proprement dit. A l'exemple de Magnan, nous proscrivons absolument l'usage de l'alcool.

Le *délire infectieux* n'est qu'une manifestation d'un état septicémique; peut-être est-il plus fréquent chez les alcooliques et l'on conçoit que l'on puisse alors éprouver quelque difficulté à faire, dans le délire, la part de l'infection et celle de l'alcool; toutefois, les signes concomitants, généraux et locaux, de la septicémie, permettent le plus souvent d'attribuer au délire survenant dans ces circonstances, sa véritable cause; et ce diagnostic a une importance capitale, la thérapeutique devant être alors celle de la septicémie et non celle « du certificat ».

III. *Phlébite.* — Une complication grave, c'est la phlébite, avec sa terminaison, l'embolie; elle est rare dans notre service; les cas de phlébites *légères*, retardant de quelques jours à peine la guérison définitive, peuvent être plus fréquents et passer inaperçus.

Pouvons-nous prévoir l'apparition de ces phlébites postopératoires? Un signe les annonce, et, par son intensité, l'embolie prochaine : c'est l'accélération progressive du pouls, qui reste bien frappé et régulier, et coïncide avec une température normale. Mahler a signalé ce signe dont, après Singer, Winter, Schœchtler, Mériel, nous avons pu vérifier nous-mêmes la valeur. Sa constatation peut nous être fort utile, en nous permettant d'instituer de bonne heure le traitement de la phlébite, et de parer, par une immobilisation hâtive, autant que faire se peut, aux dangers de l'embolie; mais elle ne saurait empêcher l'apparition de la phlébite puisque la production de la thrombose est la raison même de la production du « signal symptom ».

Existe-t-il un traitement prophylactique des thrombo-phlébites postopératoires? Nous admettons tous, à l'heure actuelle, que deux éléments sont nécessaires au développement d'une phlébite : l'infection, cause déterminante, mais nullement suffisante; une altération préalable de la paroi veineuse, cause prédisposante. Nous redouterons donc cette complication chez tout malade dont le système veineux nous apparaîtra physiologiquement défectueux, de résistance amoindrie, et offrant, de ce fait, un terrain favorable à la localisation des germes charriés par le sang; altérations nutritives ou traumatiques des veines; varices habituelles; compression et ectasie consécutive des veines iliaques et pelviennes chez les malades présentant de grosses tumeurs abdominales, des lésions annexielles adhérentes; nous redouterons aussi la phlébite chez les dyscrasiques, chlorotiques, anémiques, infectés chroniques, chez les malades, en un mot, dont le sang chimiquement altéré peut créer, de toutes pièces, d'après Boise et Bardelben, des coagulations intravasculaires; la coagulabilité accrue du sang des fibromateuses qui saignent, démontrée par Chantemesse, et vérifiée à trois reprises par l'un de nous, favorise la thrombose, et si c'est là un mode de défense de l'organisme contre les pertes sanguines, c'est aussi un danger contre lequel le chirurgien doit se mettre en garde; nous nous méfierons des malades à cœur gras, flasque, aux pulsations faibles, à la tension sanguine diminuée, au tube digestif atone, ectasié. L'infection nécessaire est ici fort atténuée; comme l'ont montré Auché et Chavannaz, l'asepsie idéale de nos interventions abdominales n'existe pas; mais si faible est-elle, cette infection suffit, par sa localisation sur une paroi veineuse préparée à la recevoir, à expliquer la phlébite.

Le traitement *prophylactique* visera donc ces deux éléments, le germe et le terrain ; il visera le germe par la réalisation d'une asepsie aussi parfaite que possible, avant, pendant et après l'intervention ; il visera aussi le terrain; nous activerons par tous les moyens jugés prudents la circulation générale, repoussant, nous l'avons dit, le lever immédiat des opérés; car rien ne démontre à l'heure actuelle que ce lever hâtif diminue les chances de phlébites et nous prévoyons les désastres qu'entraînerait cette méthode, au cas de thrombo-phlébites cachées, aux signes discrets; nous connaissons, depuis Wirchow, le rôle de la stase sanguine dans la pathogénie des phlébites; nous éviterons donc, en diminuant le plus possible la durée du maintien de nos opérées en Trendelenburg, la compression des vaisseaux poplités par l'angle de la table, si redoutée par Stranch (de Moscou); la conduite de Sippel nous paraît très logique : à son exemple, et à défaut de contre-indications nettes (drainage par en bas), nous laisserons nos malades en position renversée pour les transporter dans leur lit, et nous inclinerons ce lit de façon que, pendant deux jours, l'opéré reste couché la tête plus basse que les pieds; nous n'oublierons pas, chez certains malades, les altérations chimiques du sang et leur rôle dans la formation des caillots, et l'un de nous a expérimenté avec succès, dans son service, l'acide citrique, préconisé par Chantemesse chez les fibromateuses anémiées; nous relèverons enfin la pression sanguine des hypotendus; nous mettrons au repos et désinfecterons avant et après l'intervention le tube digestif des ptosiques.

Le traitement de la thrombo-phlébite déclarée est fort simple; nous n'y insistons pas : immobilisation et enveloppement du membre, en bonne position du pied sur la jambe, par crainte de l'équinisme; après 3 semaines d'apyrexie complète, nous mobilisons très progressivement les différentes articulations du membre; puis nous prescrivons des massages, très progressifs et très réglés, des masses musculaires; pendant l'exécution de ce traitement, notre guide sera la température; et, à la moindre ascension thermométrique, nous reviendrons pour un temps à l'immobilisation.

L'intervention chirurgicale nous paraît n'avoir ici que des indications fort limitées. Dans le cas d'embolies subintrantes la ligature au-dessus de la thrombose est indiquée, et la thérapeutique de l'embolie volumineuse est entrée dans une ère nouvelle avec l'artériotomie (Trendelenburg) dont le temps jugera la valeur.

SOINS POSTOPÉRATOIRES SPÉCIAUX.

Les soins postopératoires spéciaux doivent répondre, autant que possible, aux conditions nouvelles de la physiologie pathologique créées par une intervention déterminée. Les recherches de laboratoire, l'analyse exacte des liquides organiques viendront progressivement aider aux procédés d'observation clinique et, précisant cette physiologie pathologique, permettront de mettre un opéré dans les meilleures conditions possibles pour qu'il puisse rapidement retrouver son équilibre vital.

Nous n'examinerons ici que les indications particulières secondaires aux interventions portant sur l'estomac, l'intestin, le foie, l'utérus et les annexes. Nous laissons donc actuellement de côté la thérapeutique générale secondaire à toute intervention commune et qui, comme toujours, ne saurait être négligée.

Estomac. — Bien que chaque variété d'opération nécessite peut-être une légère variante dans les soins consécutifs, nous n'envisageons que les soins spéciaux qui nous incombent du fait que notre intervention a porté sur l'estomac.

Nous ne sommes pas partisans de l'ablation précoce des fils ou agrafes, pas plus que du lever précoce chez les cachectiques gastriques dont la plaie pariétale ne connaît pas de fougue cicatricielle, et dont les bords ont toujours pu subir une légère contamination cicatricielle du fait de l'ouverture large de la cavité gastrique ou de la complexité des manœuvres opératoires.

Faut-il alimenter les opérés? Quand et comment? Nous espérons sur ces points vos opinions, car des principes contradictoires ont été émis, tel d'entre nous offrant une choucroute à l'estomac ouvert de la veille, tel autre lui refusant la plus simple eau alcaline. Là encore nous pensons qu'une loi univoque ne peut être formulée. Chez les malades faméliques, en hypothermie, l'alimentation sera précoce. Chez tous les autres nous sommes opposés au remplissage instantané de l'estomac. Une plaie gastrique doit être traitée avec autant de ménagements qu'une plaie cutanée ou musculaire et son immobilisation est, toutes choses égales d'ailleurs, un facteur favorable à son évolution.

Dès le premier jour, s'il n'y a pas de vomissements, nous donnons l'eau alcaline de Vichy froide par demi-verre à Bordeaux tous les deux heures, puis toutes les heures. Ce lavage de l'estomac n'ajoute rien aux sécrétions normales, débarrasse la muqueuse du sang qui peut séjourner à son niveau, et hydrate le patient. Un ulcère ne peut y trouver que bénéfice. En cas d'intolérance nous ne donnons rien à boire. Le sérum en injection sous-cutanée est amplement suffisant au maintien du malade.

Le second jour, l'eau et le bouillon de légume nous suffisent et, si la tolérance est parfaite, dès le troisième jour nous prescrivons le laitage ou même quelques purées. Cette conduite nous est dictée bien plus par le désir de mettre au repos relatif les sécrétions et la mobilité de l'estomac que par la crainte de voir céder nos sutures. L'expérimentation montre en effet la solidité rapide de ces dernières et beaucoup jugent que dès le 2e jour elles peuvent supporter le travail mécanique qu'impose un léger brassage.

Nous préférons, ainsi que nous l'avons exposé plus haut, les laisser au repos presque absolu jusqu'au 3e jour, nous réservant cependant d'alimenter plus rapidement quelques malades épuisés ou quelques estomacs le réclamant impérieusement par des contractions et des douleurs. Si l'intolérance persiste sous forme de vomissements avec oligurie — leur nature guide notre thérapeutique : sont-ils noirâtres et abondants, un lavage s'impose; sont-ils alimentaires ou muqueux et le péritoine nettement indemne, la question de l'alimentation se pose. Pour notre part c'est du côté de la nature des boissons qu'il faut tâtonner : certains estomacs sont calmés par une tisane chaude; d'autres, au contraire, par une alimentation demi-solide de petit volume; d'autres, enfin, ne tolèrent rien : il y a là une modalité individuelle qui ne peut être tranchée par une loi générale, et nous avons vu souvent là un cap difficile à franchir, même dans des cas très simples.

A partir du 3e jour, la question de l'*occlusion duodénale postopératoire* se pose et nous employons ce terme pour indiquer que nous ne sommes pas partisans de la dualité occlusion duodénale, occlusion pylorique. L'un de nous s'est expliqué sur cette question à la Société de Chirurgie. La physiologie et l'anatomie pathologique nous font admettre que la réplétion gastrique est consécutive à la réplétion duodénale, le pylore étant tributaire du réflexe duodénal.

La réplétion du duodénum dans le Billroth II et dans la gastro-entérostomie intervient vraisemblablement pour favoriser la stase stomacale. Celle-ci, surtout chez les hypochlorhydriques, chez les cancéreux, provoque des fermentations excessives qui se développent rapidement et entraînent des phénomènes graves dans un organe dont l'intervention fait momentanément un lieu de réceptivité.

Nous pensons donc, d'accord avec la majeure partie de nos collègues, qu'il faut surveiller avec un soin jaloux ces phénomènes de stase gastrique et laver l'estomac à leur première menace. Trop souvent, pour n'avoir pas obéi à ce principe, l'on verra survenir les accidents si graves de la dilatation aiguë postopératoire. Nous considérons comme des indications au lavage la prolongation des vomissements chloroformiques, lorsque ceux-ci n'ont cessé le rejet des premiers liquides introduits.

La *position à donner au malade* ne doit pas être négligée; il est bon alors de le faire coucher sur le côté droit; l'on facilite ainsi dans ces estomacs, où une stase même légère subsiste toujours, une évacuation pour ainsi dire mécanique et qui s'effectue en dehors des phénomènes physiologiques normaux d'évacuation.

Ordinairement, après les interventions stomacales, c'est le 3e ou 4o jour qu'apparaissent des phénomènes de rétention grave. Jusque-là tout semblait parfaitement normal; surviennent des régurgitations nauséabondes, quelques vomissements de teinte olivâtre et dont l'abondance augmente rapidement. Entre ses évacuations ou d'une façon continue l'estomac paraît dilaté à l'inspection. Dans ces cas, contrairement aux précédents, l'état général devient vite mauvais, les urines diminuent, la décharge azotée manque souvent, le faciès, le pouls confirment cette distension aiguë qui, si un traitement énergique n'intervient pas, entraîne la mort. Nous devons donc recourir de suite au lavage. Il n'est pas nécessaire de faire passer de grandes quantités de liquide. Nous évacuons l'estomac puis le lavons, faisant passer 2 à 3 litres d'eau au maximum et par tiers de litre, par contre nous renouvelons ce lavage deux fois par jour matin et soir. Les résultats obtenus sont excellents, l'eau est employée pure ou très légèrement alcalinisée; elle est tiède.

Si le malade présente des hématémèses *peu abondantes*, le lavage est également la meilleure ressource, le sang *distendant* l'estomac et constituant un terrain de culture idéal.

Dans les *grandes hématémèses postopératoires* la conduite à tenir a été discutée mais nous n'avons pas à la considérer ici, car ces faits tiennent ordinairement à des sutures défectueuses, à une hémostase imparfaite.

Les complications *pneumoniques*, relativement fréquentes après les interventions stomacales, surtout si l'anesthésique est l'éther sont évidemment sous la dépendance d'une infection opératoire, mais elles peuvent survenir dans une intervention très correcte avec l'anesthésie la meilleure; elles ont alors pour origine une infection ou une intoxication due à la stase gastrique et je crois que dans ce cas également le lavage doit être pratiqué.

Pour nous résumer, sans faire le lavage d'estomac systématique à tous nos opérés, nous pensons qu'il faut savoir l'utiliser à la moindre indication et savoir pécher par excès; du reste son usage raisonnable ne nous paraît pas avoir d'inconvénient.

Quant au *circulus viciosus* il me paraît rentrer peu dans le cadre de ce rapport, il est devenu plus rare depuis des techniques meilleures et depuis la connaissance des accidents de dilatation avec lesquels il fut jadis confondu. Dans son cas les soins postopératoires n'auront que peu d'importance et, dès que son diagnostic est posé, il faut intervenir et faire une entéro-anastomose.

Nous conseillons à tous nos opérés, si bon que soit le résultat immédiat de l'intervention, de se soumettre à un *traitement médical sévère et rationnel*; dans l'ulcère, en effet, l'intervention de la gastroentérostomie, ordinairement, fait disparaître la stase, mais elle laisse les lésions de gastrite hyperpeptique et le chirurgien doit se pénétrer de cette idée, qu'on me permette l'expression, qu'il laisse « un estomac médical ». Pendant les semaines suivant l'opération, après le régime lacté maintenu quelques jours, l'alimentation comprend des œufs, féculents, bouillie, purée, un peu de viande crue. Encore *à la moindre indisposition* faut-il savoir revenir en arrière et, malgré la désillusion du malade, reprendre momentanément la diète lactée et les pansements au bismuth; de même, chez les malades atteints de troubles intestinaux, il sera bon de reprendre l'usage du képhir et de le maintenir pendant assez longtemps.

Leur déjeuner pourra, par exemple, répondre au type suivant, principalement pour les cancéreux hypopeptiques :

Hachis de viande maigre ou jambon, poisson cuit. Purée de légumes. Fromage blanc. Un quart de litre de képhir n° 2 ou un peu de lait.

On pourra aussi et plus tôt, *chez les anciens ulcérés*, autoriser :

Le thé, les gâteaux secs, la viande grillée, 60 grammes de pain au repas. Un grand verre d'eau non gazeuse Évian ou Vittel. Boisson chaude après le repas, par exemple la camomille.

Malades ayant subi une opération sur l'intestin. — Une technique bonne, une asepsie parfaite permettent d'envisager d'une façon rassurante les interventions les plus complexes qui, il y a quelques années, eussent paru téméraires. Même dans ces conditions, des complications, apparemment indépendantes de l'acte opératoire, surviennent qui trompent nos espérances légitimes. L'infection et l'intoxication venues du tube digestif en sont l'origine et nous pensons qu'une observation minutieuse de nos opérés peut en atténuer l'effet.

Il faut établir une division suivant les lésions anatomo-pathologiques que montre l'opération et suivant l'importance même de celle-ci.

Nombreux sont les cas où *l'intestin n'est pas altéré*, où ses parois sont demeurées saines, où aucune anse n'a subi une distension importante. L'intestin, dans ces cas, lorsqu'il est rentré dans l'abdomen et que l'intervention a été régulièrement effectuée, n'est pas un hôte forcément dangereux. Dans ces conditions nous laissons les malades à la diète pendant les 12 premières heures, autorisant seulement à partir de la 6e quelques cuillerées à café d'une eau non gazeuse glacée et le maintien dans la bouche de petits morceaux d'une glace propre. Pendant cette période nous recourons aux injections de sérum qui remontent son état général et calment la soif si pénible. Nous autorisons ensuite le champagne frappé puis, dès la 48e heure, le bouillon de légumes associé à l'eau d'Évian ou de Vichy.

Parfois les *vomissements postchloroformiques persistent* principalement lorsque, antérieurement à l'intervention, il y a eu quelque rejet fécaloïde ; l'estomac est irritable et intolérant. Quoique ni les caractères du pouls, ni le faciès, ni la température ne nous inquiètent immédiatement, nous croyons bon de laver l'estomac.

Dans d'autres cas une *parésie intestinale légère* avec météorisme de l'abdomen s'observe malgré un état général satisfaisant, un faciès bon, des urines de quantité normale, l'émission de quelques gaz ; il semble que l'intestin soit encore stupéfait et que le circulus hésite à se rétablir. Dans ces conditions nous recourons à des purgations précoces et légères ; il faut aider la fonction hésitante, mais il n'est pas ici question de ces atonies postopératoires secondaires à des infections graves déjà du péritoine et parésiant, comme Stocker l'a montré depuis longtemps, la musculature. Quelques cuillerées d'huile de ricin, des doses fractionnées de 10 à 15 centigrammes de calomel par jour ont rapidement raison de ces troubles.

Nous arrivons maintenant aux *cas plus graves* où des lésions anatomo-pathologiques sévères ont été relevées, la cavité intestinale a été ouverte, les anses sont dilatées, des sutures ont été nécessaires, une résection a été faite. Ici le danger est menaçant

de l'infection et de l'intoxication. Nous jugeons dans ces cas
tout purgatif malencontreux, il faut laisser l'intestin au repos,
la morphine contribuera à ce rôle. Nous soutenons le malade
par des piqûres sous-cutanées, sérum et huile camphrée, nous
n'instituons le régime par le bouillon de légumes que le 3ᵉ ou
4ᵉ jour par tasses à café toutes les heures, et si les urines
diminuent de quantité nous aidons volontiers l'élimination
rénale par une injection hypodermique de spartéïne.

Dans toute intervention portant sur l'intestin (plus souvent
dans celles de la 2ᵉ catégorie) des *obstructions postopératoires*
peuvent survenir. Nous vous en épargnons le tableau clinique,
les signes qui nous permettent de localiser son siège sur le gros
intestin ou sur le grêle, distension cœcale, forme de l'abdomen, etc. (Voy. chap. *Péritonite et Occlusion*). Dans tous ces
cas l'absence d'émission de gaz, le ballonnement de l'abdomen,
le faciès rapidement altéré, l'oligurie persistante rebelle aux
injections de sérum il faut, sans attendre comme on le fait
encore très fréquemment, recourir de suite aux grands lavements huileux, pris la tête basse dans le décubitus dorsal et
accompagnés d'un léger massage de l'abdomen. On se sert pour
cela du tube de Faucher et l'on débute par une pression de
20 centimètres sans dépasser ultérieurement 1 mètre. Ce moyen
vous donnera de bons résultats si vous avez affaire à une occlusion par *atonie intestinale* postopératoire ou par une *adhérence
lâche* tendant à s'effectuer entre deux anses ou encore une
coprostase légère qui, par son immobilité, comprime l'anse sous-
jacente; elle vous donnera de bons résultats surtout dans les
occlusions siégeant sur le gros intestin où le liquide s'engage
plus facilement. Son action sur le grêle ne pouvant être qu'éloignée, réflexe. Aussi, après cet essai répété, nous employons le
lavement électrique, mais dans les seuls cas rares où nous
sommes fermement convaincus d'un état d'occlusion sans péritonite.

Enfin tous ces moyens ne sont que des délais qu'il faut savoir
ne pas prolonger et si, le cinquième jour (l'obstruction ne se
caractérise guère que le deuxième), rien n'est apparu, il faut sans
hésiter ouvrir à nouveau l'abdomen, il faut même intervenir plus
précocement si l'*état général du malade paraît s'aggraver rapidement* et si l'oligurie s'accentue. L'on comprend facilement que
les éléments de ce jugement ne puissent se poser par des conclusions absolues, mais qu'il dépend de l'expérience même et
de la valeur de l'observateur.

Les suites *postopératoires éloignées*, ou du moins non immédiates des interventions sur l'intestin, demandent également quelques soins particuliers. Il y a ici une grande différence à établir entre les lésions portant sur le gros intestin et celles qui portent sur le grêle. Le premier a une flore microbienne particulièrement riche, son contenu solide constitue pour les lésions pathologiques ou opératoires des aggressions multiples. Pendant longtemps nous contraignons les malades à de grands lavages intestinaux, à des purgatifs légers variables pour chacun; enfin nous conseillons une alimentation basée surtout sur l'absorption des hydrocarbones, les purées de légumes, les féculents, les légumes verts en purée.

Malades ayant subi une opération sur le foie. — Chez ces malades principalement il est, à mon sens, utile de seconder l'acte chirurgical par une thérapeutique médicale éclairée; sans donner à cette dernière une importance exagérée, elle peut rendre d'utiles services.

Après les sections ou résections du foie, le suintement sanguin est si fréquent et si facile, qu'un drainage s'impose. Quant aux hémostatiques nous nous sommes expliqués sur leur valeur à propos de l'hémophylie. Les injections de sérum équin nous paraissent pouvoir être prolongées après l'opération si l'étude de la coagulabilité chez un malade montre un retard marqué avant l'opération.

Secondairement aux interventions hépatiques nous maintenons pendant un certain temps, une quinzaine de jours, le régime lacté, autorisant seulement quelques biscottes ou un peu de pain grillé à partir du 3e jour. Mais nous pensons que dans de nombreux cas il est utile de favoriser la chasse biliaire par des cholagogues. Sans doute nous savons que l'un des meilleurs agents à ce sujet est le rétablissement intégral de la circulation biliaire à travers l'intestin; mais, dans les jours d'attente, un flux biliaire peu abondant opère un drainage mécanique qui aide à celui que nous avons établi. Le benzoate de soude, les balsamiques légers, le salol sont de mise dans ces cas.

Dans les cas de *lithiase, cliniquement* (nous insistons sur ce mot) *non infectée*, nous avons recours, après l'intervention quelle qu'elle soit, à l'ingestion de doses fractionnées de calomel (0,02 à 0,03 par jour) qui remplit la simple indication d'être laxatif antiseptique cholagogue, nous recourons également au benzoate de soude, 1 à 2 gr. par jour.

Quand la lithiase des voies biliaires principales nécessite le *drainage du cholédoque ou de l'hépatique,* nous recourons également à ces moyens médicaux et, peut-être grâce à leur amples, nous pensons que le drainage doit être maintenu peu de temps. Les voies biliaires ont une telle tendance spontanée à une restauration excellente, j'allais dire intégrale, qu'il nous paraît (lorsqu'il n'est point indispensable, et c'est le cas de la lithiase cliniquement aseptique) inutile et nuisible de prolonger un drainage, l'obstacle est levé, les voies sont drainées, la circulation doit être rétablie. Nous enlevons donc dans ces cas le drain le 6ᵉ jour et le 7ᵉ jour; il ne saurait d'ailleurs pour un examen global y avoir une limite rigoureusement fixe.

Dans les cas où l'infection clinique des voies biliaires se surajoute, où il y a des phénomènes d'angiocholite, nous considérons, au contraire, qu'il ne faut cesser le drainage que quand tout accès fébrile a disparu et quand l'examen microbiologique de la bile rejetée la montre aseptique (?). Les premiers jours après l'ablation du drain une surveillance précise s'impose, et il faut savoir le remettre sans attendre.

Dans ces cas encore les cholagogues et le salol rendent de réels services, et nous leur associons le régime lacté rigoureux qui impose à la cellule hépatique la moindre fatigue.

Les soins postopératoires consécutifs aux opérations pour *lésions annexielles* rentrent dans le cadre général des laparotomies avec ou sans drainage, et le fait discutable à leur endroit est celui du traitement de la *ménopause anticipée*. Cette question a particulièrement préoccupé l'un de nous, qui a inspiré la thèse de Jardry.

Il nous semble bien démontré que des suppléances s'établissent entre les glandes à sécrétion interne après l'ablation des ovaires, et cette suppléance est nécessaire si on tient compte des analyses portant sur la biologie de ces opérées. Les principaux accidents portent sur le système nerveux vasomoteur (bouffées de chaleur) et sur l'axe cérébro-spinal (troubles psychiques), sur le système vasculaire (les dilatations veineuses étant fréquentes), sur la sécrétion rénale et même sur les sécrétions vaginales (nous avons vu plusieurs cas de vaginite qui ne pouvaient pas avoir d'autre origine). Ces accidents sont plus rares qu'on ne le croyait et l'étude attentive du passé névropathique des opérées en explique un grand nombre. Les préparations ovariennes, les greffes d'ovaire dans l'abdomen et sous la peau que nous pratiquons couramment à Beaujon ne nous ont donné que des résultats inconstants et il y a de ce côté matière à de nombreuses publications de votre part.

Les ablations partielles, telles que salpingectomies sans ovariectomies, ont des suites bien curieuses; il semble qu'elles soient suivies d'une *menstruation plus abondante*, comme si la trompe avait un rôle modérateur des hémorragies, alors que l'ablation d'un ovaire et des trois quarts de son congénère ne donne lieu à aucun trouble ni dans la régularité ni dans l'abondance des règles.

VI

LES MANIFESTATIONS POSTOPÉRATOIRES ET LES ACCIDENTS GRAVES TARDIFS DE L'INTOXICATION ANESTHÉSIQUE.

« Le malade, loin de la table d'opération, n'a pas encore échappé aux dangers de l'anesthésie » (Tuffier). Le plus souvent les troubles postnarcosiques, résultant de l'imprégnation de l'organisme par l'anesthésique, ne sont révélés que par l'analyse biologique et chimique, ou bien n'ont qu'une symptomatologie bénigne, et la *restitutio ad integrum* se fait rapidement. Mais, dans quelques cas, malheureusement moins rares qu'on ne l'avait d'abord pensé, des accidents graves éclatent tardivement, qui peuvent être mortels. Notre élève Auburtin en a réuni dans sa thèse 39 observations, dont deux, les premières publiées en France, ont été étudiées avec Tuffier et Manté. Gurcel, reprenant la thèse d'Auburtin, y ajoute une dizaine d'observations nouvelles. Guleke remarque que dans la plupart des cas il s'agissait d'observations abdominales. C'est pourquoi nous croyons devoir insister sur les accidents postopératoires dus à l'intoxication anesthésique.

C'est surtout le chloroforme qui a été étudié. Les observations cliniques d'intoxication tardive sont presque toutes des observations d'intoxication chloroformique (« delayed chloroform poisoning » des auteurs américains et anglais). Mais on peut penser que les autres anesthésiques généraux se comportent d'une façon analogue. Cunningham a publié un cas d'intoxication grave consécutive à l'anesthésie par le chlorure d'éthyle. L'éther produit les mêmes troubles que le chloroforme, peut-être avec une intensité moindre (Vidal, Hawk, etc.).

En parlant d'intoxication anesthésique, à moins d'indication contraire, nous aurons donc plus particulièrement en vue l'intoxication chloroformique.

Nous étudierons d'abord les phénomènes postopératoires habituels de l'intoxication anesthésique pour ainsi dire normale; puis nous retiendrons les faits les plus importants révélés par l'intoxication expérimentale des animaux, et nous pourrons alors plus aisément exposer les accidents graves tardifs et essayer de pénétrer leur pathogénie, pour tâcher de les prévenir et de lutter contre eux.

I. — *L'intoxication anesthésique normale, après le réveil.*

La forme normale de l'intoxication anesthésique ne se révèle cliniquement que par quelques accidents bénins, d'ailleurs inconstants (vomissements, diarrhée, ictères).

Les *ictères postopératoires* ne sont pas rares, surtout après les interventions abdominales ou juxta-abdominales (J. Courtin). Il peut s'agir quelquefois d'ictères émotifs ou d'ictères par spasme biliaire réflexe d'origine péritonéale. Le plus souvent bénins, ces ictères se développent quelques heures ou quelques jours après l'opération, sans avoir d'influence ni sur l'état général ni sur l'évolution de la plaie. La guérison s'observe dans les deux ou trois jours.

Ces ictères bénins semblent dus au pouvoir hémolytique du chloroforme (les formes graves ont, nous le verrons, une origine surtout hépatolytique).

On peut, en effet, constater l'action du chloroforme sur les globules rouges, en examinant le sang des opérés. Gianasso a noté une diminution importante du nombre des hématies, fréquemment accompagnée de microcytose ou de pœcilocytose. Ces altérations sanguines ne se traduisent pas toujours par de l'ictère, mais seraient la cause de l'urobilinurie postchloroformique, plus ou moins accusée suivant les cas, mais constante.

L'analyse chimique des urines des opérés nous fait assister aux modifications considérables imprimées aux phénomènes chimiques de l'organisme après la chloroformisation. Zeller et Kast notent une augmentation de l'élimination du chlore, Kast et Meister une augmentation du soufre, incomplètement oxydé, avec diminution des sulfoconjugués; mais ce qui domine le syndrome urinaire, c'est la *décharge azotée* constatée et bien démontrée par Vidal. Cette décharge azotée est d'intensité variable, parfois énorme, le rapport de l'azote éliminé à l'azote ingéré pouvant atteindre 174 p. 100, 179 p. 100 et même 257 p. 100. Elle a d'ordinaire une intensité maxima le deuxième jour après l'anesthésie. Il y a surélimination absolue de tous les composés azotés : urée, acide urique, créatinine, etc. ; la surélimination est relativement plus accentuée pour les composés autres que l'urée. Vidal a bien montré que cette hyperdénutrition se fait aux dépens des tissus de l'opéré, et que l'intoxication anesthésique en est la cause directe, infiniment prépondérante. Les autres processus, autrefois invoqués (résorption des liquides épanchés et des éléments morts), n'entrent dans le total que pour une part infime, impossible à déterminer.

Aussi est-ce à tort que certains auteurs (entre autres Claret) ont voulu voir dans la décharge azoturique postopératoire un élément de pronostic constamment favorable. La décharge urique, que l'on aurait d'ailleurs tort d'apprécier d'après l'abondance du dépôt uratique, traduit un effort de l'organisme, mais n'est pas le reflet d'une leucocytose défensive. La décharge urique, comme la surélimination de créatinine, d'urée, de soufre, de phosphore qui l'accompagne, traduit seulement la désintégration profonde que subit l'organisme sous l'influence des anesthésiques.

Cette désintégration est si profonde que Vidal a pu écrire : « Une heure de chloroforme produit plus de désordres que douze jours d'inanition complète chez un sujet en bon état ». D'ailleurs un fait peut rapprocher les désordres postanesthésiques et ceux dus à l'inanition : c'est l'apparition, dans les deux cas, d'acétone dans l'urine. Cette acétonurie existe presque sans exception pendant les premières vingt-quatre heures après l'anesthésie, aussi bien avec l'éther qu'avec le chloroforme, sans qu'il y ait de rapport entre la quantité d'anesthésique inhalé et la quantité d'acétone excrété (Baldwin). L'acétonurie peut quelquefois durer plusieurs jours (Forsyth).

A noter encore l'*albuminurie postchloroformique*. Généralement légère et transitoire, elle peut s'accompagner de cylindrurie ; elle est alors l'indice d'une atteinte rénale à surveiller, surtout au moment où le rein doit éliminer un excès de déchets provenant d'une dénutrition exagérée.

Telles sont les manifestations actuellement connues de la forme normale de l'intoxication anesthésique, après le réveil.

Si, comme le montre la pratique quotidienne de l'anesthésie, ces troubles passent habituellement sans laisser de traces, on doit cependant penser qu'ils peuvent faciliter ou aggraver les infections et les intoxications de toute origine. Même en dehors des craintes de la forme grave de l'intoxication anesthésique à accidents tardifs, le chirurgien ne doit pas oublier les conséquences de cette simple altération organique du foie et du rein.

II. — *Action des anesthésiques sur les tissus et sur la nutrition d'après les recherches expérimentales.*

Deux mots d'abord d'une conception due à H. Meyer et E. Overton et qui a, en général, servi de point de départ aux recherches récentes. En 1899 et en 1901, ces auteurs établirent séparément ce fait qu'un anesthésique est d'autant plus énergique que sa solubilité dans l'huile est plus grande par rapport à sa solubilité dans l'eau ; ce qui les amena à penser que le mécanisme de la narcose réside avant tout dans la propriété des substances anesthésiques de se dissoudre dans les graisses et dans certains constituants cellulaires, à ce point de vue-là analogues aux graisses. Overton créa pour ces substances le nom de lipoïdes ; les lipoïdes forment un groupe biophysique et non chimique, puisqu'ils comprennent les graisses, les lécithines, les cholestérines, les protagons et, en général, tous les produits que l'éther ou les solvants analogues enlèvent aux cellules (I. Bang).

La narcose serait due à ce que la partie la plus importante de l'anesthésique est absorbée par le tissu le plus riche en lipoïdes, le tissu nerveux. Mais les lipoïdes sont des constituants constants de toute cellule ; donc tous les tissus s'imprégneront plus ou moins d'anesthésique, comme le montrent les nombreux dosages de Nicloux, et aucun d'eux n'échappera à son action toxique. C'est ce qui explique notamment l'hyperazoturie constatée par Vidal chez les opérés, après le réveil.

1° *Action sur les tissus et sur les organes* : Si, du fait de l'action toxique de l'anesthésique, tous les tissus sont partiellement altérés, cette altération, pour la plupart d'entre eux, ne dépasse sans doute pas le stade de trouble chimique ou colloïde, et ne peut être constatée, morphologiquement, que pour certains organes ou cellules : foie, rein, cœur, cellules chromaffines, globules rouges.

Les *altérations du foie* ont été signalées par tous les expérimentateurs ; elles sont prépondérantes et parfois exclusives. Plus difficiles à produire par inhalation que par ingestion, elles deviennent précoces et intenses à condition *de donner le chloroforme à fortes doses* (Fciessinger), et surtout *de répéter les injections* (Tuffier, Mauté). Suivant les conditions expérimentales, on remarque : 1° soit une simple infiltration graisseuse, avec état vésiculeux de la cellule restée vivante, permettant la « restitutio ad integrum », si les autres organes ne sont pas lésés profondément ; 2° soit une nécrobiose par dégénérescence granulograisseuse ; 3° enfin les injections sous-cutanées de petites doses *répétées* peuvent produire de la cirrhose atrophique (Marthen, Tuffier). Doyon a vu une administration, pendant 35 minutes, de chloroforme par inhalation, produire chez le chien la mort par nécrose du foie. Mais, dans ce cas, la gravité des lésions hépatiques paraît liée à l'existence de lésions rénales anciennes.

Dans le cas de nécrose chloroformique du foie, on observe en outre, d'après Doyon et ses collaborateurs, l'*incoagulabilité du sang* par disparition du fibrinogène du plasma. L'altérabilité variable du foie par le chloroforme suivant les états physiologiques serait à préciser. L'état de jeûne, et surtout de jeûne hydrocarboné, rendrait le foie plus vulnérable, en le privant de glycogène (Beddard).

Les *altérations des reins* sont toujours de second ordre par rapport à celles du foie ; le glomérule est intact ; la graisse reste localisée aux tubes contournés. Tuffier et ses élèves n'ont pas obtenu de nécrose de coagulation. Quoique légère, l'atteinte rénale paraît cependant constante, comme l'atteinte hépatique (Howland et Richards).

Le *cœur* ne présente pas de lésions, ou ne laisse apercevoir que des modifications de l'aspect histologique des fibres musculaires (disparition de la striation transversale, quelquefois de la fibrillation longitudinale, plus rarement disparition des noyaux et infiltration granuleuse) (Tuffier).

Tissu chromaffine : De l'examen histologique de la glande médullaire surrénale de nombreux lapins anesthésiés, durant des temps variables, Schur et Wiesel concluent que, pendant l'anesthésie, l'adrénaline passe du système chromaffine dans le sang, et qu'après cessation du sommeil anesthésique, les cellules chromaffines redeviennent normales et peuvent récupérer leurs fonctions au bout de 12 heures.

Sang : Les globules rouges étant riches en lipoïdes sont attaqués par les anesthésiques ; d'où les altérations sanguines constatées par Gianasso chez les opérés. Expérimentant sur le lapin, Mulzer aurait vu les hématies altérées donner lieu à des thromboses dans les capillaires du poumon et du foie.

2° *Modifications imprimées aux phénomènes chimiques de l'organisme* :

a) *Troubles du métabolisme des graisses et des lipoïdes* : L'action des anesthésiques sur les lipoïdes ne se borne pas seulement à la fixation du narcotique par ceux-ci. Reicher a constaté, chez le chien, une augmentation notable de la graisse et des lipoïdes circulant dans le sang ; tandis que le sang de chien normal contient de 0,200 à 0,205 p. 100 de lécithine, le sang des chiens anesthésiés au chloroforme, à l'éther, ou à la morphine en renferme de 0,35 à 0,60 p. 100. La cholestérine et les graisses augmentent aussi dans le sang des animaux anesthésiés. Cette mobilisation anormale des graisses et des lipoïdes a un retentissement sur le métabolisme des acides gras ; ce serait là la cause de l'acétonurie postanesthésique. Dans les expériences de Reicher, l'acétone totale éliminée fut toujours au moins deux fois plus abondante que l'acétone normale.

b) *Troubles du métabolisme des albuminoïdes.* : L'expérimentation confirme la réalité de l'hyperazoturie postanesthésique constatée chez les opérés; cette hyperazoturie est toujours très nette dans les deux ou trois jours consécutifs à l'anesthésie; elle ne semble nullement en rapport avec la durée de l'anesthésie (Hawk). Reicher insiste sur l'augmentation de l'élimination de l'ammoniaque urinaire (non dosée dans les travaux de Vidal). Dans toutes ses expériences, sans exception, la quantité d'ammoniaque fut au moins le double et parfois plus du triple de l'ammoniaque normale, soit le jour même de l'anesthésie, soit le lendemain. Une partie de cette ammoniaque sert à neutraliser les acides phosphorique et sulfurique provenant de la démolition des albuminoïdes tissulaires; l'autre semble correspondre aux acides gras, précurseurs de l'acétone, produits intermédiaires du métabolisme des graisses. Howland et Richards obtiennent des résultats un peu différents et, pour eux, l'hyperazoturie postanesthésique porte surtout sur les composés azotés indéterminés. Ces mêmes auteurs font remarquer avec raison que l'état actuel de nos connaissances physiologiques ne permet pas de fixer le rôle des variations du soufre incomplètement oxydé, de la créatinine et de la créatine dans l'action toxique du chloroforme.

c) *Troubles du métabolisme des hydrates de carbone* : Il ne faut pas voir dans les effets chimiques de l'intoxication postanesthésique que des troubles du métabolisme des graisses et des albuminoïdes. Hunter attire très justement l'attention sur les troubles du métabolisme des hydrates de carbone, et en particulier sur les troubles de la glycogénèse hépatique. Si une chloroformisation de courte durée amène une hyperglycogénie hépatique (Garnier et Lambert), une chloroformisation prolongée amène nécessairement l'épuisement en glycogène du foie (Seegen; cité par Lépine). Seelig a montré qu'une éthérisation prolongée produit, chez le chien nourri de viande, une azoamylie (déglycogénation), une hyperglycémie et une glycosurie plus ou moins intense. Si l'animal est, depuis un certain temps, au régime des hydrates de carbone, puis à l'inanition pendant vingt-quatre heures, la glycosurie n'a pas lieu. Rosenfeld (cité par Beddard) a montré que l'intoxication chloroformique est plus grave chez l'animal qui a épuisé ses réserves de glycogène. Pour Hunter, la lipémie et le métabolisme exagéré des graisses ne seraient pas un effet primaire de l'anesthésique sur les lipoïdes cellulaires (comme le pense Reicher), mais se rattacherait, de même que l'hyperdénutrition azotée, à l'absence ou au déficit du glycogène dans les cellules hépatiques. L'exagération du métabolisme des graisses et des albuminoïdes augmente la quantité des « produits intermédiaires » que le foie a l'habitude de transformer par déshydratation ou oxydation. Or le foie, privé de glycogène, remplit mal ces fonctions. On sait par les travaux de Roger que l'action antitoxique du foie est très diminuée par l'appauvrissement des cellules hépatiques en glycogène. Aubertin et Hébert ont observé une surcharge glycogénique des cellules hépatiques chez les animaux ayant bien résisté à une intoxication chronique par l'alcool, et une dégénération graisseuse seulement chez les animaux cachectiques et mourants.

Tel sont les faits apportés jusqu'ici par l'expérimentation ; nous avons tenu à les faire connaître, aussi succinctement que possible ; car ils n'offrent pas qu'un intérêt purement scientifique ; des déductions pratiques en découlent et ils vont nous permettre d'essayer d'interpréter et, peut-être, de prévenir ou même d'enrayer les accidents graves que peut causer chez l'homme l'intoxication postanesthésique et que nous allons brièvement exposer.

III. Forme grave de l'intoxication postanesthésique.
La mort tardive par le chloroforme.

Symptomatologie : Les symptômes de l'intoxication postchloroformique grave n'apparaissent ordinairement qu'au bout d'un certain temps après la narcose, en moyenne de 10 à 15 heures, quelquefois plus de 24 heures. Le plus souvent, après une période d'accalmie trompeuse, on se trouve brusquement en présence d'accidents inaccoutumés : *phénomènes nerveux* (délire calme ou accompagné d'excitation, de terreur ou d'anxiété, tremblements, contractions, troubles vaso-moteurs), *circulatoires* (hypotension, pouls irrégulier, inégal, fréquent (120-160), *respiratoires* (polypnée irrégulière prenant vers la fin de la maladie le rythme de Cheyne-Stokes) ; *vomissements* violents et répétés, d'abord semblables aux vomissements de l'intoxication chloroformique ordinaire, puis pouvant prendre l'aspect du vomito negro. Pour MM. Weil, Vignard et Mouriquand une partie des observations de vomito negro appendiculaire (Dieulafoy) sont dues à l'intoxication chloroformique grave.

L'ictère existe dans la moitié des cas, rarement très accentué.

Modifications urinaires : Oligurie (500, 200, 120 grammes et moins encore) ; urobilinurie, acétonurie, hyperazoturie, comme dans l'intoxication ordinaire ; albumine plus fréquente ; bilirubinurie. Les auteurs allemands (Bandler, Greleke) soulignent la présence dans l'urine de leucine et de thyrosine qu'ils regardent en général comme un signe d'atrophie jaune aiguë du foie. Il serait désirable, dans les prochaines interventions, de doser l'ammoniaque et l'acétone afin de pouvoir mieux comparer les faits cliniques aux résultats expérimentaux.

Pronostic : Le plus souvent ces symptômes aboutissent au coma, et la mort survient du troisième au septième jour après l'anesthésie. La guérison est possible, et les phénomènes s'amendent alors, après une période d'état d'un ou deux jours.

Diagnostic : Éliminer l'idée de septicémie (ensemencement du sang, autres signes); éliminer les intoxications résultant de l'altération aujourd'hui très rare du chloroforme (analyse du chloroforme). Tuffier et Manté attirent l'attention sur ce fait que le malade exhale du chloroforme par l'haleine pendant tout le cours de la maladie.

Anatomie pathologique : L'autopsie confirme le diagnostic plutôt par l'absence de signes de septicémie que par la physionomie particulière des lésions. Celles-ci portent, comme dans l'intoxication expérimentale, et avec les mêmes caractères, surtout *sur le foie*, et moins nettement sur les reins et le cœur. Pour la plupart des observateurs, le foie est le seul organe qui présente une altération constante; il présente tantôt l'aspect du gros foie gras, tantôt l'aspect du foie de l'ictère grave (atrophie jaune aiguë). Histologiquement et chimiquement, il rappelle le foie de l'intoxication phosphorée (Manté et Tuffier). Wells a pu caractériser la présence assurée (leucine, tyrosine) de polypeptides, de composés puriques et de peptones, examen chimique en faveur d'un processus d'autolyse rapide.

Pathogénie : La clinique et l'anatomie pathologique concordent à prouver que l'intoxication postchloroformique grave est avant tout un syndrome hépatique. Par quel mécanisme le chloroforme agit-il sur le foie? Possède-t-il une action directe sur la cellule hépatique, ou bien celle-ci ne succombe-t-elle que secondairement, à la suite des modifications profondes imprimées par le chloroforme au métabolisme des trois grands groupes des matériaux chimiques de l'organisme : lipoïdes, albuminoïdes, hydrates de carbone?

Nous avons vu que Reicher, partant des idées d'Overton et Meyer, pense que le trouble primitif est la mobilisation anormale des lipoïdes, d'où lipémie, puis surcharge graisseuse du foie, dont on connaît les fonctions adipopexiques, et intoxication acide résultant du métabolisme exagéré et incomplet des graisses.

L'expérimentation, nous l'avons vu, prouve la réalité de la lipémie (non encore signalée cliniquement), et de l'acétonurie que l'on retrouve en clinique, même dans la forme bénigne de l'intoxication chloroformique.

On sait que les enfants, soumis à l'influence des différentes causes d'acétonurie (inanition, fièvre, etc.), font plus facilement de l'acétonurie que les adultes.

Or les accidents postchloroformiques paraissent plus fréquents chez l'enfant ; les cas de mort tardive par le chloroforme, constatés chez les opérés d'un à douze ans, forment au moins la moitié des observations connues (Tuffier).

D'autre part, la terminaison dans le coma observée par la clinique, jointe à la lipémie et à l'acétonémie, rapproche l'intoxication chloroformique du syndrome toxique que l'on observe à la fin du diabète.

Or c'est un fait bien connu que les diabétiques résistent mal aux opérations, et cela non pas en raison de leur hyperglycémie qui favoriserait la septicémie, mais très probablement parce qu'ils subissent une intoxication de même nature que celle que produira, chez eux, le chloroforme. Comme l'a montré Poncel, les diabétiques supportent d'autant mieux les opérations chirurgicales qu'ils sont moins acétonémiques.

Wallace et Gillepsie publient des statistiques montrant que les vomissements chloroformiques sont plus marqués chez les malades dont l'urine contient de l'acétone avant l'anesthésie.

Hunter admet aussi le rôle de l'intoxication acide, par trouble du métabolisme des graisses, dans l'intoxication chloroformique ; mais, pour lui, le chloroforme agirait d'abord sur le foie, en le privant de glycogène ou en diminuant son glycogène. Et c'est cet épuisement des réserves glycogéniques qui serait ici, comme on l'a constaté souvent ailleurs, le point de départ de la destruction exagérée des graisses et de l'acétonurie. L'expérimentation nous a montré que la résistance du foie à l'intoxication semble bien en relation avec sa teneur en glycogène.

La *teneur du foie en glycogène* devient donc un facteur étiologique fort important. On sait que l'inanition fait baisser cette teneur plus ou moins vite suivant les individus, surtout chez les enfants. Or l'observation clinique, aiguillée sur ces recherches, montre que les troubles hépatiques postchloroformiques se produisent plus fatalement chez les malades dont le foie est affaibli par un jeûne récent. L'expérience personnelle de Gorbounew (citée par Blanluet) est assez caractéristique ; soumis onze fois à la chloroformisation, il avait, après les anesthésies précédées de jeûne, des vomissements persistant vingt-quatre heures, tandis qu'il ne vomissait pas à la suite des anesthésies où il n'était pas à jeun. Et Blanluet signale encore ce fait que beaucoup de chirurgiens obligés d'anesthésier un malade d'urgence, sans s'occuper de l'ingestion plus ou moins récente d'un repas, ont été frappés de la rareté, dans ces cas, des vomissements postchloroformiques.

Sans doute, ces notions nouvelles, fondées sur l'expérimentation et sur la chimie biologique, et qui commencent, semble-t-il, à être sanctionnées par l'observation clinique, ne résolvent pas tout le problème pathogénique. Les variations du glycogène dans le foie suffisent-elles à expliquer pourquoi, chez certains sujets, l'intoxication chloroformique s'exagère au point d'aboutir à des accidents mortels? En plus de l'état hépatique (au sens anatomo-clinique) antérieur, dont l'influence est discutée, faut-il incriminer aussi des dyscrasies chimiques méconnues?

Quoiqu'il en soit, les récentes acquisitions relatives à la pathogénie de l'intoxication chloroformique sont les sources d'indications prophylactiques et thérapeutiques utiles à faire connaître.

Prophylaxie et traitement : Avant l'anesthésie, le foie et le rein devront être examinés avec autant de soins que le cœur; il faudra ne négliger aucune investigation pour établir l'état fonctionnel du foie : demander à l'analyse chimique la recherche du syndrome urinaire de l'insuffisance hépatique; tenir compte, chez les diabétiques, du coefficient acétonurique (Poncet); rechercher l'acétone dans l'urine chez tous les malades. Ces recherches permettront d'asseoir le pronostic opératoire. Ce que nous avons dit de l'importance du glycogène hépatique, d'après Hunter, condamne la pratique quasi universelle du jeûne préanesthésique (Martinet), et semble établir la nécessité d'une alimentation préopératoire rationnelle. Le malade devra, pendant quelques jours avant l'opération, introduire le plus possible d'hydrates de carbone dans son alimentation, en vue d'obtenir une réserve glycogénique maxima et de supprimer les tendances à l'acidose (intoxication acide avec acétonurie) qu'il pourrait avoir; puis, quelques heures avant la narcose, on lui donnera quelques aliments faciles à digérer et rapidement absorbés. Hunter fait prendre à ses malades, quatre heures avant l'intervention, un gruau d'orge ou quelque autre aliment amylacé, additionné de pancréatine, pour en accélérer la digestion. Flemming, Stock, Brickdale, Lure (cités par Blanluet) ont remarqué les bons effets d'une alimentation lactée préopératoire.

Si, malgré ces soins préparatoires, l'intoxication chloroformique s'installe, comment lutter contre elle? Beddard conseille, après l'anesthésie, et au moindre signe d'intoxication, de recourir au glucose libéralement administré soit par la voie buccale, soit par la voie rectale, et même en injection intra-veineuse.

Se fondant sur les analogies constatées par la chimie pathologique, entre l'intoxication chloroformique et le coma diabétique, on pourra aussi avoir recours à la médication alcaline, par le bicarbonate de soude à doses massives, et dans une observation de Cunningham, la mort semble avoir été évitée par ce moyen.

Les inhalations d'oxygène constituent, à notre avis, un excellent agent thérapeutique.

BIBLIOGRAPHIE

ADDIS. — The coagulation of the blood in man, *Quartely Journal of Experimental Physiology*, vol. I, n° 4, 1908.

ADDIS. — The ineffectivinem of calcium salts, etc., *British med. Journal*, 24 avril 1909.

ALDOINI. — Il racombio purinico prima et dopo gli interventi laparotomici, *Annali di Ostetricia*, 1908, n° 12.

AUBURTIN. — *Les accidents tardifs du chloroforme*, Thèse de Paris, 1906.

BALDWIN. — Acetonuria following chloroform and ether anaesthesia, *Journ. of biol. Chem.*, I, p. 239, janvier 1906.

BEDDARD. — A suggestion for treatment in delayed chloroform poisoning, *The Lancet*, mars 1908, p. 783.

BERGER. — De l'emploi du masque dans les opérations, *Soc. de Chirurgie*, 1899, p. 187, 196.

BINAGHI. — *Riforma medica*, 1904, n° 12, p. 577.

BLALL-BELL. — *British med. Journal*, 1907, p. 920.

BLANLUET. — Les vomissements chloroformiques, *Presse médicale*, 7 juillet 1909.

BRUNNER. — *Revue de Chirurgie*, août 1903.

CAPELLANI. — *Riforma medica*, 1903, n° 49, p. 1845.

CHANTEMESSE ET KAHN. — Note sur la prophylaxie et le traitement de l'infection péritonéale à l'aide de l'hyperleucocytose provoquée par le nucléinate de soude, *Académie de médec.*, séance au 11 juin 1907.

CLARET. — La décharge azoturique postopératoire dans les grandes interventions abdominales. Son importance pronostique, *Archives génér. de medecine*, 1905, p. 513.

COURTIN. — De l'ictère postopératoire, *Gazette hebd. des Sciences méd. de Bordeaux*, 6 octobre 1907, p. 472.

CREDE. — Prophylaktische Antisepsis, *Münchener medic. Wochenschrift*, 1906, p. 1160.

CUNNINGHAM. — Intoxication acide consécutive à l'anesthésie par le chlorure d'éthyle, *Lancet*, 1er février 1908, résumé *in Semaine médicale*, 1908, p. 282.

DÖDERLEIN. — Bakteriologische Experimentlauntersuchungen über den primären Keingehalt der Operationsmuden mit einem Vorschlag zudessen Verkütung. *Münchener med. Wochenschrift*, 1906, p. 1383.

DOYON. — Dangers du chloroforme. Incoagulabilité du sang et nécrose du foie consécutives à l'anesthésie chloroformique, *C. R. Acad. des Sciences*, 22 février 1909.

DOYON. — *Soc. biologique de Paris*, séances du 5 décembre 1908 et 30 avril 1909.

ESTOR. — In *Thèse Liosner*.

FAIX. — *Essai sur les soins pré- et postopératoires dans les Laparotomies*, Thèse de Paris, 1909.

FAUCON. — *L'acide nucléinique dans les réfections péritonéales*, Thèse de Lille, 1906-7.

FIESSINGER. — Action précoce du chloroforme sur le foie, *Soc. biologique*, 1906, t. 40, p. 870.

FLÜGGE. — Uber Luftinfection, *Zeit. f. Hygiene u. Infections Krankheiten*, Bd. XXV, p. 179.

FLÜGGE ET LASCHTSCHENSKO. — *Zeit. f. Hygiene u. Infect.*, Bd. XXIX.

FORSYTH. — A case of postanaesthetic acetonuria with delayed excretion of acetone, *British med. Journ.*, 7 novembre 1908, p. 1431.

FROMME. — Ueber prophylaktische und therapeutisch Amiedung des Antistreptokokkenserum, *Münchener medicin. Wochenschrift*, 1900, p. 20.

GARRÉ. — Discussion sur le masque, XXVIIe *Congrès allemand de Chirurgie*, 1897.

Gianasso. — Sull'azione della chloronarcosi sul sangue, *Riforma medica*, 1906.

Grilere. — Acute gelbe Leberatrophie im Gefolge der Chloroformnarkose. *Langenbeck's Archiv f. klin. Bhirurg.*, t. 83, p. 602, 1907.

Guncel. — *Thèse de Lyon*, 1906.

Haur. — *Archiv für Hygiene*, vol. 28, 1897, p. 312.

Hannes. — Resistenzerhöhung des Peritoneum gegen Infection mittels Nukleinsäure, eine prophylaktische Massnatine, um die Morbidität u. Mortalität nach der abdominalen Radikaloperation des Gebärmutterkrebses Nezabzusetzen, *Centralb. f. Gynec.*, 1906, p. 681.

Hawk (P. B.). — The influence of ether anaesthesia upon the excretion of nitrogen, *Journ. of chirurg. Chemistry*, t. 4, p. 321, 1908.

Howland et Richards. — An experimental study of the metabolism and pathology of delayed chloroform poisoning. *Journ. exper. Med.*, XI, mars 1909, p. 344-372.

Hübner. — Ueber di Möglichkeit der wund Infection vom Munde aus and ihre Verhütung dunh Operationsmasque, *Zeit. f. Hygiene u. Infect.*, Bd. XXVIII, p. 348.

Hunter. — Empoisonnement tardif par le chloroforme, sa nature et sa prophylaxie, *The Lancet*, 4 avril 1908, p. 993, *Semaine médicale*, 1908, p. 358, et *Presse médicale*, 1908, p. 672.

I. Bang. — Biochemie der Zellipoïde, in *Ergebnisse der Physiologie de Ascher et Spiro*, 6ᵉ année, Wiesbaden, 1907.

Jacob. — *Zeitschr. f. klin. Med.*, XXX et XXXII.

Karl Reicher. — Étude expérimentale sur le métabolisme de la narcose. *Zeitsch. f. klinik. Med.*, 1908, LXV, 3-4.

Klecki. — *Przeglad lekarski*, 1907, p. 49-52.

Lanuk. — Les essais de leucothérapie dans les infections, *Presse médicale*, 1903, n° 87, p. 519.

Langstein et Meyer. — Die acidose im Kindesalter, *Jahrbuch für Kinderheilkunde*, 1905, p. 451.

Lépine. — *Le diabète sucré*, Paris, Alcan, 1909. Glycurie chloroformique, p. 308; glycurie par éther, p. 310; action ozoamylique du chloroforme, p. 125; signification biologique du glycogène, p. 130-132.

Lerda. — La profilassi delle infezioni chirurgicale mediante l'immunizzazione preventiva, *Giornale della R. Accademia di Medicina*, 1907. p. 443.

Liosner. — *Du masque opératoire*, Thèse de Montpellier, 1903.

Mariani. — *Riforma medica*, 1904, p. 613.

Martinet. — Le jeûne préanesthésique est-il rationnel? *Presse médicale*, 17 octobre 1908, p. 672, d'après *Therapeutic Gazette*, 1908, p. 475.

Mikulicz. — Das Operium in sterilisisten Zwirnhaudschuhen, *Centralb. f. Chirurgie*, 1897, n° 26, p. 713.

Mikulicz. — Versuche über Resistensvermehrung des Peritoneum gegen Infection bei Magen coud Darmoperationen, *Arch. f. klin. Chirurgie*, 1904, p. 347.

Mikulicz. — *Archiv f. klin. Chir.*, LXIII, 2, 1904, et *The Lancet*, 2 juillet 1904.

Myake. — Experimentelle Studien zur Steigerung der niderstandsfahigkeit der Gevebegegen Infection, *Mitteilungen aueden Greuzgebieden der Medizin und Chirurgie*, 1904, p. 719.

Mulzer. — De la coagulation sanguine et des thromboses des vaisseaux des organes profonds après l'anesthésie par l'éther ou le chloroforme. *Münchener med. Wochenschrift*, 26 février 1907.

Nerking. — Action des injections de lécithine pendant l'anesthésie, *Münchener med. Wochenschrift*, 18 août 1908.

Nicloux. — Les anesthésiques généraux au point de vue chimico-physiologique, Paris, O. Doin, 1908.

Pawlowsky. — *Atti II Congresso Medico Internazionale*. Roma, 1904.

Petit. — Action du sérum de cheval chauffé injecté dans le péritoine. Son utilisation en chirurgie abdominale, *Ann. de l'Institut Pasteur*, 1904, p. 407, et *Bulletin de Biologie*, décembre 1901.

PONCET. — Importance chirurgicale du coefficient acétonurique chez les diabétiques, *Province médicale*, 3 novembre 1906.

QUÉNU. — De l'ictère grave postchloroformique, *Bulletin médical*, 22 mai 1909, p. 479.

QUÉNU. — *Revue de Chirurgie*, 1898, p. 185, et 1899, p. 504.

QUÉNU ET KUSS. — Ictères consécutifs à la chloroformisation, *Soc. de Chirurgie*, 28 octobre 1908, *Semaine médicale*, 1908, p. 549.

RAMOND. — *Presse médicale*, 1904, n° 15.

REICHER. — Chemisch-experimentelle Studien zur Kenntnis der Narkose, *Zeitschr. f. klin. Med.*, t. 45, p. 235, 1908.

SCHMIDT. — *Medizinske Klinik*, n° 49, p. 1345, 1905.

SCHUNCHARDT. — *Centralb. f. Chirurgie*, 1900, n° 42, p. 402.

SCHUR ET WIESEL. — Über das Verhalten des chromaffines Gewebes bei der Narkose, *Wiener klin. Wochensch.*, XXI, p. 247, février 1908.

SOLIERI. — *Policlinica sect. Chirurg.*, 1902, p. 1.

SOLIERI. — Experiment. Undersub. über die Veräaederungen der Widerstandes der Peritoneum gegen Infection, *Zieglers Beiträge*, vol. 31, 1902, p. 536.

STASSANO ET BILLON. — *Société biologique*, avril 1903, p. 511.

TRENDELEMBURG. — Zur Operation der Embolie der Lungenarterie, *Deut. Med. Wochensch.*, 1908, p. 1172.

TRUC. — Du masque opératoire buccal en oculistique, *Revue d'Ophthalmologie*, 1905.

TUFFIER. — Valeur séméiologique de l'examen du sang en chirurgie, *Rapport au Congrès français de Chirurgie*, 1905.

TUFFIER ET MANTÉ. — Valeur de la recherche de l'index de réfraction du sérum sanguin en chirurgie, *Acad. de médec.*, Rapport de François Franck, 1909.

TUFFIER. — Les germes de l'air des salles d'opération, *Soc. de Chirurgie*, 1903, p. 1905.

TUFFIER, MANTÉ ET AUBERTIN. — La mort tardive par le chloroforme, *Presse médicale*, 16 mai 1906, p. 309.

VIDAL (E.). — *Influence de l'anesthésie chloroformique sur les phénomènes chimiques de l'organisme*, Thèse Paris, 1897.

VIDAL (E.). — Quelques points de la séméiologie urinaire des opérés, *Presse Médicale*, 20 janvier 1906, p. 43.

WALLACE ET GILLEPSIE. — Prophylaxis in acidosis following anaesthesia, *The Lancet*, décembre 1908, p. 1665.

WEILL et MOURIQUAUD. — *Soc. de médecine de Lyon*, 17 avril 1908.

WELLS. — The chemistry of the liver in chloroform necrosis, *The Journ. of biol. chemist.*, V, p. 129, 1909.

WEUZEL. — Die Vervocudung von Gazenschleiem bei aseptischen Operationen, *Central. f. Clin.*, 1902, n° 19, p. 513.

WOLFGANG. — La détermination du point de coagulation du sang et son importance en chirurgie, *Mitteilungen aus den Grenzebieten der Medizin und Chirurgie*, t. XX, 1909, p. 218-231.

ZANGEMEISTER. — Ueber die Wirsung des Antistreptococcenserums, *Deutsche med. Wochensch.*, 1906, p. 1077.

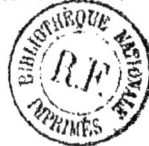

Coulommiers. — Imp. PAUL BRODARD.

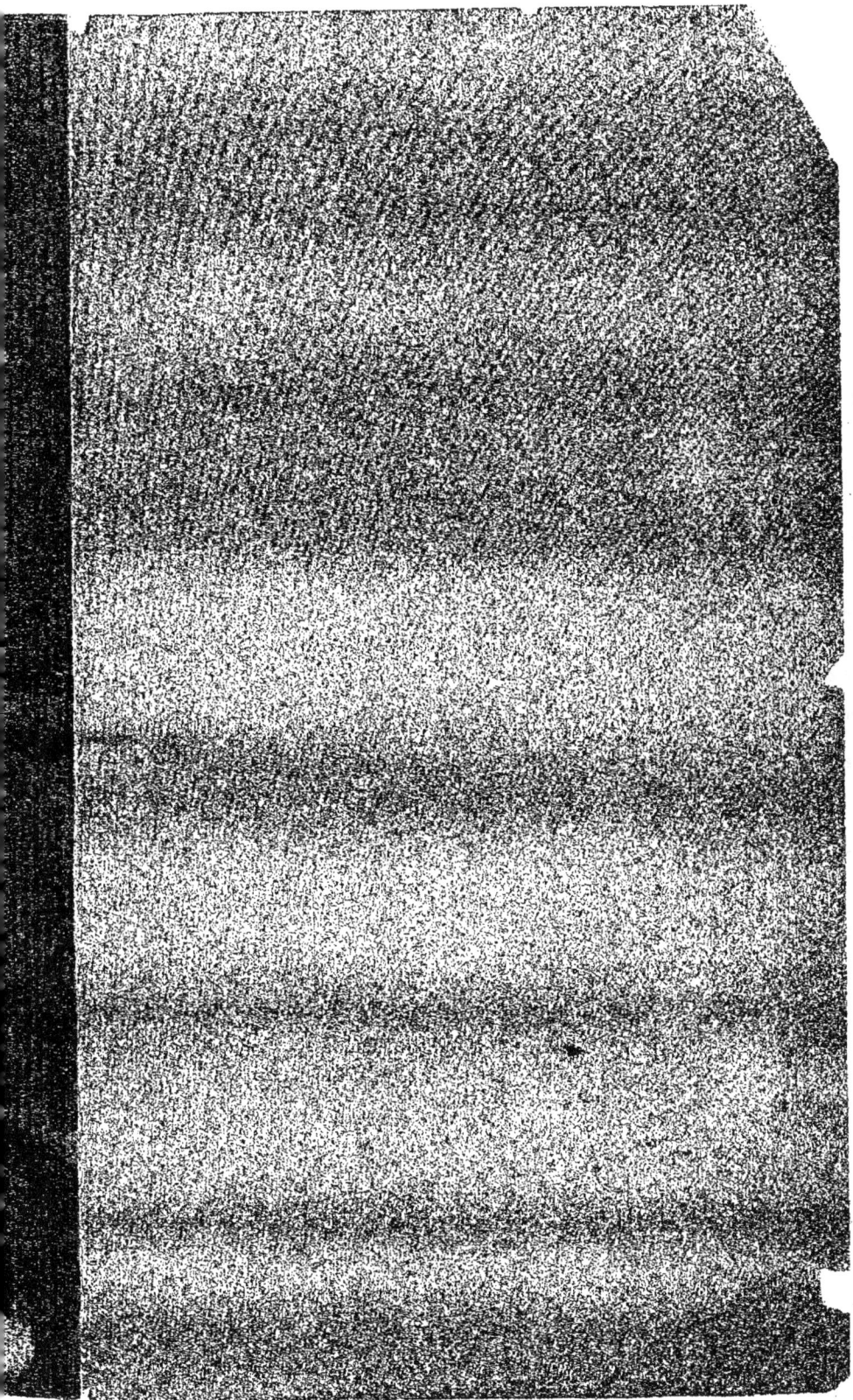

COULOMMIERS
Imprimerie Paul BRODARD.

www.ingramcontent.com/pod-product-compliance
Lightning Source LLC
Chambersburg PA
CBHW071242200326
41521CB00009B/1597